desperte a mulher brilhante  que existe em você

CARO(A) LEITOR(A),

Queremos saber sua opinião sobre nossos livros.

Após a leitura, curta-nos no **facebook.com/editoragentebr**,

siga-nos no Twitter **@EditoraGente** e

no Instagram **@editoragente**

e visite-nos no site **www.editoragente.com.br**.

Cadastre-se e contribua com sugestões, críticas ou elogios.

Kênia Gama

APRESENTAÇÃO DE CHANTELL COOLEY

desperte a mulher brilhante que existe em você

Conquiste sua independência emocional e financeira por meio de ferramentas poderosas e inovadoras

PREFÁCIO DE DIRCE CARVALHO

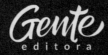

Diretora
Rosely Boschini

Gerente Editorial Pleno
Franciane Batagin Ribeiro

Assistente Editorial
Bernardo Machado

Produção Gráfica
Fábio Esteves

Preparação
Natália Domene Alcaide

Capa
Rafael Nicolaevsky

Projeto Gráfico e Diagramação
Gisele Baptista de Oliveira

Revisão
Renato Ritto

Gráficos e Tabelas
Linea Editora

Impressão
Rettec

Copyright © 2021 by Kênia Gama.
Todos os direitos desta edição
são reservados à Editora Gente.
Rua Original, 141/143 – Sumarezinho
São Paulo, SP– CEP 05435-050
Telefone: (11) 3670-2500
Site: www.editoragente.com.br
E-mail: gente@editoragente.com.br

Dados Internacionais de Catalogação na Publicação (CIP)
Angélica Ilacqua CRB-8/7057

Gama, Kênia
    Desperte a mulher brilhante que existe em você: conquiste
sua independência emocional e financeira por meio de
ferramentas poderosas e inovadoras / Kênia Gama. - São
Paulo: Editora Gente, 2021.
    192 p.

ISBN 978-65-5544-175-8

1. Desenvolvimento pessoal 2. Autoajuda 3. Carreira I.
Título

21-4754   CDD 158.1

Índices para catálogo sistemático:
1. Desenvolvimento pessoal

NOTA DA PUBLISHER

SABEMOS QUE SER MULHER NO MUNDO EM QUE vivemos não é tarefa fácil. Somos constantemente cobradas a dar conta de tudo e fazer entregas extraordinárias em todas as áreas da nossa vida – e ainda sermos perfeitas. Encontrar o poder que nos falta para sermos incríveis é uma tarefa árdua, constante e que precisa ser cuidada de perto.

Assim, é um enorme prazer ter Kênia Gama em nosso casting de autores best-sellers com o inédito *Desperte a mulher brilhante que existe em você.* Além de ser uma mulher inspiradora, Kênia é poderosa, determinada, prática e muito disciplinada. Em nossa primeira conversa, na qual Kênia nos apresentou seu projeto, vi ali um diamante que irradiava todo o seu valor. Este livro é uma joia que precisa estar nas mãos de todas as mulheres que querem reencontrar-se com as mulheres extraordinárias que existem dentro de cada uma de nós.

Aqui, você encontrará não apenas um manual prático que ajudará você a entender as crenças limitantes que a prendem todos os dias e não a deixam avançar, mas também dicas valiosas e ferramentas imprescindíveis para ter mais resultados em sua vida pessoal e profissional. É hora de recuperarmos nosso brilho, nosso propósito! Por isso, convido todas vocês a embarcarem conosco em uma jornada de autoconhecimento com Kênia Gama rumo à realização e prosperidade femininas. Este livro foi um grande presente para mim e espero fortemente que seja para você também!

O primeiro passo a ser dado está logo ali, na próxima página. Boa jornada!

Rosely Boschini – CEO e Publisher da Editora Gente

Dedico este livro ao meu maior mentor, Jesus, cordeiro e leão, aquele que me convida a brilhar o máximo que eu puder, para poder servir. E a todas as mulheres, que assim como eu, passam por todos os desafios e permanecem em pé, brilhando cada dia mais.

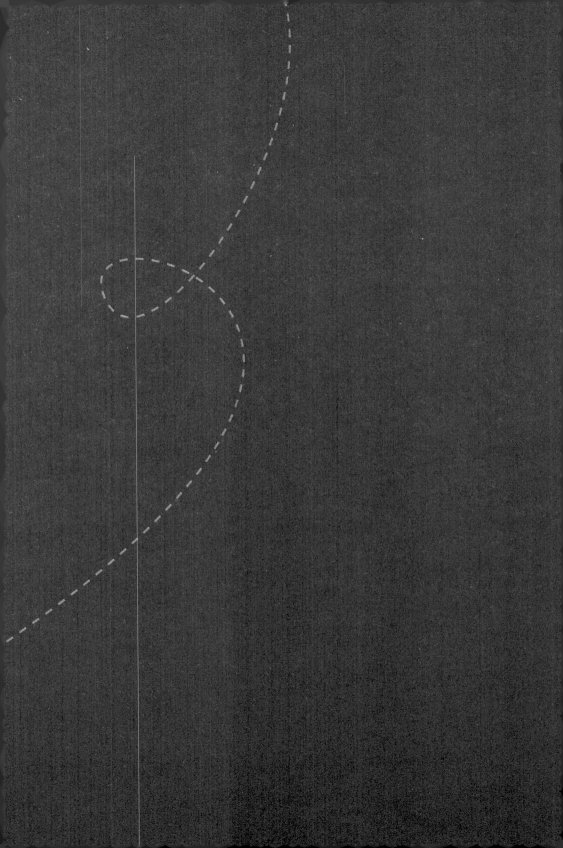

AGRADECIMENTOS

AGRADEÇO A DEUS, EM PRIMEIRO LUGAR, POR PERMITIR QUE meus pés tenham chegado em lugares altos, e que de lá eu tenha tido visão para fazer outras pessoas chegarem também.

Agradeço aos meus pais, Maria e João, que não pouparam esforços e me ensinaram, desde cedo, a brilhar. Aos meus irmãos que tanto amo, Daniele, Marcos e Charles (*in memoriam*).

Ao meu amado esposo, meu melhor amigo, por me apoiar incondicionalmente e me empurrar para sonhos maiores. Aos meus filhos, por serem meus impulsionadores, meus grandes motivos para ser melhor. Aos meus sogros, que são um presente para a minha vida.

Agradeço aos meus mentores de toda a vida, que me ensinaram e inspiraram – e o fazem até hoje. Agradeço especialmente a Chantell Cooley, um grande exemplo de vitória como empresária, e a Dirce Carvalho, por ser um mapa aberto e generoso de sucesso e prosperidade, ensinando-me em todas as áreas da minha vida.

Agradeço a minha equipe e a todos que colaboraram com essa obra de alguma maneira. Agradeço aos meus milhares de seguidores, alunos, clientes e amigos que me fizeram chegar até aqui para compartilhar esse conhecimento com o mundo.

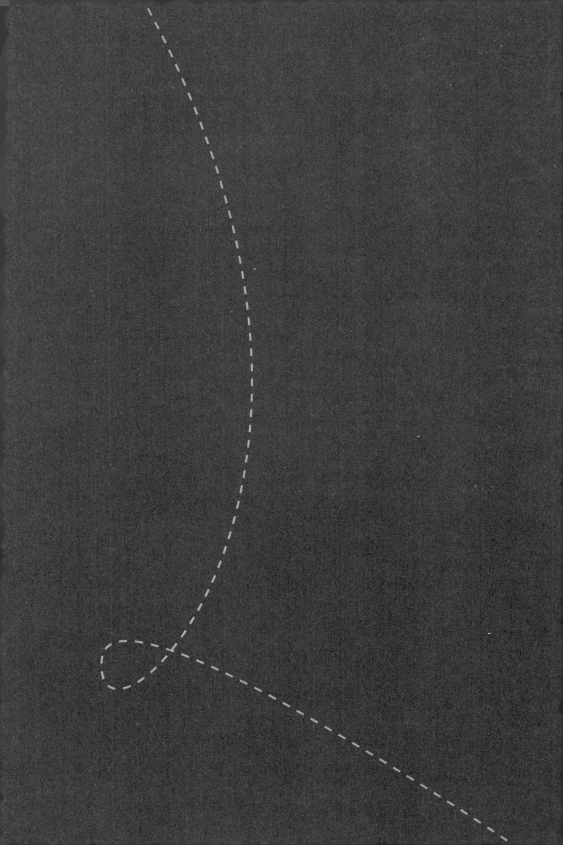

APRESENTAÇÃO

EU NÃO PODERIA RECOMENDAR *DESPERTE A MULHER BRIlhante que existe em você* o suficiente; ele é um mapa, um manual prático! Que livro essencial e necessário para este momento em que vivemos. É importante termos modelos para seguir e nos inspirar, e Kênia certamente representa um para mim mesma! É tão fácil me identificar com as histórias de superação e vitória que essa empreendedora nata teve em sua vida.

Tenho certeza de que este livro irá enriquecê-la e inspirá-la de tal maneira que você será capaz de encarar cada desafio da sua vida como uma oportunidade escondida para melhorias e aprendizado. Torne-se a Mulher Brilhante que você nasceu para ser!

**Chantell Cooley – cofundadora da
Columbia Southern University,
CEO da Waldorf University e
vice-presidente sênior da
Columbia Southern Education Group**

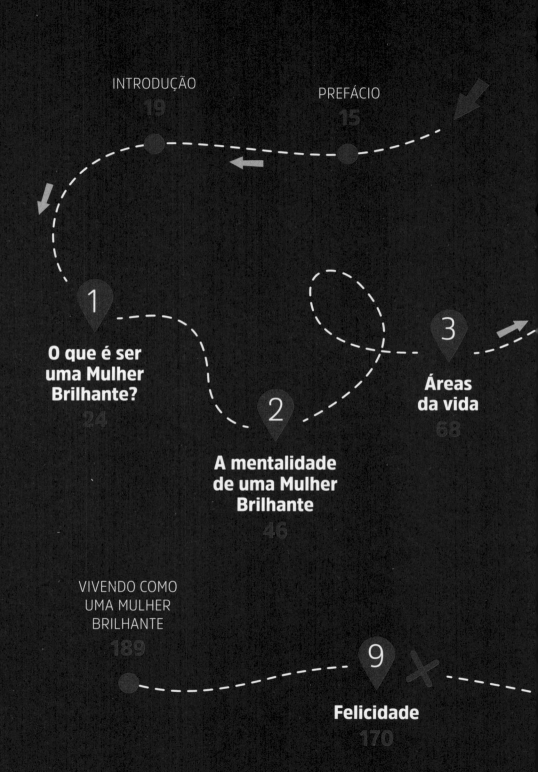

4

Realização pessoal e profissional

76

5

Sucesso financeiro

96

7

Saúde mental e física

136

6

Vida amorosa e social

120

8

Espiritualidade

152

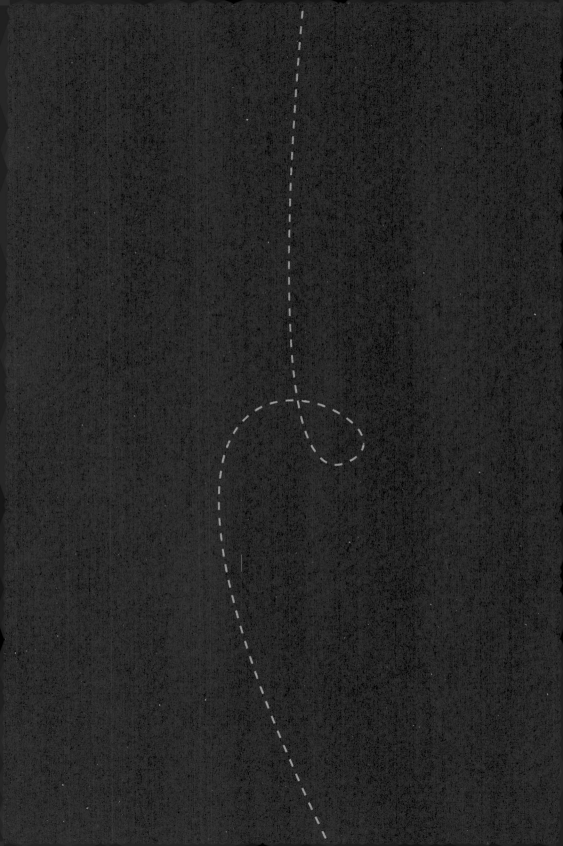

PREFÁCIO

<u>LIDERANÇA E PROSPERIDADE</u>: OS PRINCIPAIS SINAIS QUE MANI-festam o sucesso de alguém.

Muitas vezes, o caminho percorrido para alcançar uma posição de destaque, um prêmio importante ou uma descoberta excepcional é ignorado se esses dois sinais estão lá. A alma bem-sucedida também costuma manifestar certas qualidades; Sun Tzu buscava cinco virtudes em seus oficiais: <u>perspicácia</u>, <u>coragem</u>, <u>humanidade</u>, <u>honestidade</u> e disciplina. Os romanos procuravam ainda outra característica incomum em seus generais: a <u>sorte</u>, que era como se alguém tivesse a benevolência divina em seu favor.

Desperte a mulher brilhante que existe em você foi escrito por alguém com todas essas características; alguém que forjou seu sucesso enfrentando dificuldades e superando crises. Este livro traz as lições de Kênia Gama, cuja liderança foi cunhada pela superação daqueles obstáculos que muitos temem enfrentar. <u>As qualidades que os antigos buscavam nas suas maiores lideranças encontram-se nessa mulher que enfrentou o mundo e venceu.</u>

Kênia Gama já dominou o seu monte financeiro. Seu trabalho e dedicação a tornaram multimilionária. Ela conquistou o seu primeiro milhão aos 25 anos, mas perdeu tudo pouco tempo depois. Contudo, sua persistência e esforço fizeram com que nos anos seguintes ela recuperasse tudo que havia perdido – e ganhasse ainda mais. Sua história me remete ao poema "Se",[1] de Rudyard Kipling:

---

[1] KIPLING, R. Se. In: **LP Paulo Bonfim, Guilherme de Almeida**. Intérprete: Guilherme de Almeida. São Paulo: RGE, 1989.

DESPERTE A MULHER BRILHANTE QUE EXISTE EM VOCÊ

> **"** Se és capaz de arriscar numa única parada
> Tudo quanto ganhaste em toda a tua vida,
> E perder e, ao perder, sem nunca dizer nada,
> Resignado, tornar ao ponto de partida;
> (...)
> Tua é a terra com tudo que existe no mundo. **"**

De fato, a vida do empreendedor muitas vezes é assim. E é necessário ter sabedoria e sangue frio tanto para enfrentar uma perda quanto para receber um sucesso inesperado. E os requisitos só aumentam em um país como o Brasil, que só recentemente encontrou sua vocação empreendedora e tem buscado facilitar a abertura de novos negócios.

Ou seja, a liderança e o caráter da autora não foram forjados na facilidade. Não surgiram da simples repetição de vitórias sem contestação ou dificuldades. Kênia passou por experiências difíceis; ela enfrentou cenários que muitos preferem evitar. Mas ela superou cada adversidade e conquistou os sinais de uma pessoa bem-sucedida: liderança e prosperidade.

Ela também é um exemplo de como conciliar o sucesso nos negócios com uma vida familiar saudável. O mundo tenta convencer as mulheres de que o sucesso é incompatível com uma vida em família. Que filhos atrapalham a ascensão profissional e que o casamento torna a mulher dependente. No entanto, Kênia construiu sua história de sucesso sem deixar sua família de lado, tendo muito a ensinar às mulheres que buscam conciliar feminilidade e sucesso profissional.

Hoje, Kênia é uma influenciadora reconhecida e forma milhares de pessoas todos os anos – uma próspera influenciadora nas redes sociais. Kênia já ajudou mais de treze mil pessoas a ter sucesso financeiro e a viver uma vida mais proveitosa, com as lições que aprendeu ao longo de sua vida. Mas agora o mundo tem a oportunidade de obter todo esse aprendizado de forma prática e resumida.

Desperte a mulher brilhante que existe em você contém todas as ferramentas para você vencer no mundo dos negócios. Aqui, você

PREFÁCIO

aprenderá desde a mentalidade necessária para alcançar o seu primeiro milhão até a como conciliar a vida pessoal com os negócios. Também vai mostrar como superar os medos e as crenças que se colocam no caminho do sucesso e da prosperidade. Tudo desenvolvido por alguém que não tem apenas os sinais do sucesso, mas que tem uma trajetória de vitória e a experiência necessária para ajudar você a tomar as rédeas da sua vida.

Dirce Carvalho*

* Autora do livro *Ouse governar*, bispa na Comunidade das Nações em Brasília e idealizadora do Modeladas. É membro da SingularityU Brazil Chapter Brasília, conselheira do Instituto Êxito e embaixadora da HSM em Brasília. Idealizadora do termo de cooperação entre Brasil e Israel, fomenta a criação de projetos com novas tecnologias e inovação para a cidade. Casada com JB Carvalho, é mãe de Chara e Caris.

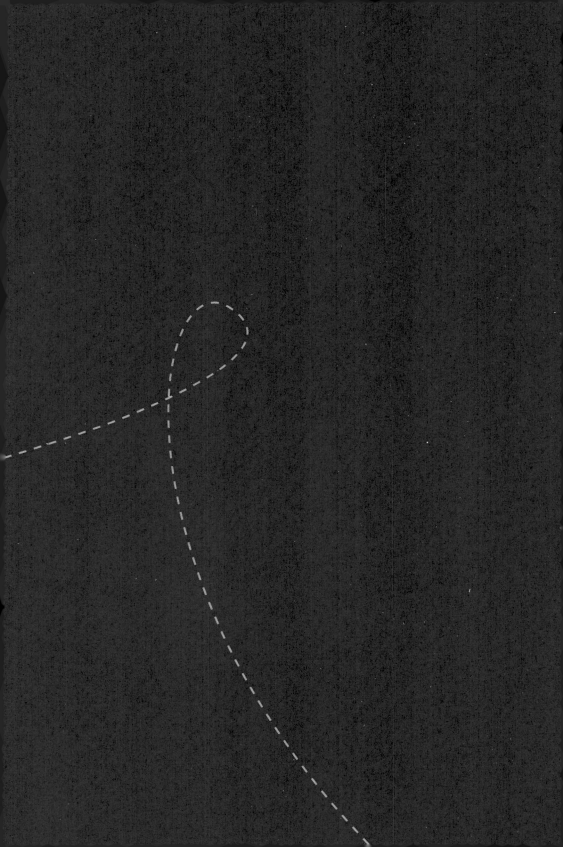

INTRODUÇÃO

SE VOCÊ ABRIU ESTE LIVRO, EXISTE AÍ DENTRO UM DESEJO DE ser uma mulher brilhante, seja lá o que isso signifique para você. Minha intenção é facilitar as coisas, fornecer um mapa, um passo a passo de princípios que, se você seguir, certamente encontrará o tesouro que busca há muito tempo. Cada um de nós tem, dentro de si, um significado para esse tesouro brilhante, que pode variar de pessoa para pessoa.

E você pode estar se perguntando, então, como poderia um único mapa auxiliar todo mundo? Pense comigo, a base de uma casa ou de um prédio cumpre os mesmos princípios; contudo, o que difere é a complexidade da estrutura. Dançar um estilo musical certamente tem início na base, no ritmo, na aprendizagem dos passos, na sua junção e sequência, na fluidez, nas expressões corporais, até você dançar qual estilo for. Estou falando de princípios, um método ou sequência processual – chame como quiser –, instruções claras e ordenadas de como alcançar um objetivo.

O que faz alguém procurar um tesouro? Expor-se à busca, ao risco, à disciplina de seguir instruções, uma atrás da outra, desvendar enigmas, enfrentar monstros e desafios? Um tesouro tem a beleza de algo raro, valioso, admirável, mas acredito que o maior valor de um caçador de tesouros está em vencer, em evoluir, em conhecer coisas novas, em avançar. Um caçador de tesouros entende que talvez o maior tesouro seja a liberdade, a coragem e a busca, mesmo enquanto muitos dizem que se trata de um mito, que é impossível.

Eu sou uma caçadora de tesouros e posso afirmar: eles existem! Estão em lugares que somente aqueles que entendem alguns princípios básicos têm acesso. E vou fornecê-los a você neste guia prático. A partir da minha trajetória para me tornar uma Mulher Brilhante, vou

DESPERTE A MULHER BRILHANTE QUE EXISTE EM VOCÊ

mostrar o que você precisa e o que não pode fazer. Um verdadeiro mapa do tesouro.

Contudo, antes de conquistar esse brilho, você precisa desejar. Ninguém busca um tesouro sem uma grande motivação, sem garra, sem energia. Por isso, antes de você começar, responda essas perguntas.

- **Você se sente plena e realizada na sua profissão?**
- **Considera ser boa em seus papéis (mãe, esposa, irmã, filha, amiga)?**
- **Às vezes você se sente sozinha, sem ter amigos com quem contar ou que a entendam e impulsionem?**
- **Você, financeiramente, ganha a quantidade que deseja? Tem independência financeira?**
- **Você tem um relacionamento amoroso intenso, apaixonado e apaixonante?**
- **Está satisfeita com o próprio corpo e aparência?**
- **Ao acordar, sente a felicidade e a paz de quem está cumprindo sua missão neste mundo e a motivação para mais um dia?**

Se você teve duas ou mais respostas negativas para essas perguntas, tenho certeza de que existe um tesouro aí a ser descoberto e alcançado, e isso significa que este livro foi feito para você e certamente desbloqueará todas as áreas da sua vida com as quais ainda não está satisfeita e fazê-la prosperar.

Portanto, existe um tesouro, e eu vou dar o mapa para encontrá-lo. Mas é preciso, primeiramente, desejar e decidir buscá-lo. E, depois, é necessário ter disciplina. A maioria dos livros são começados e não terminados. Por quê? Porque a mesma mente que deseja alcançar algo melhor não é disciplinada para fazer dar certo, não quer mexer em coisas que incomodam. Entenda, o desafio que você não enfrenta se torna o seu limite. O obstáculo que você não transpõe a domina e paralisa.

INTRODUÇÃO

NINGUÉM BUSCA UM TESOURO SEM UMA GRANDE MOTIVAÇÃO, SEM GARRA, SEM ENERGIA.

Se você começa e não termina um livro, algo simples, mas que vai mudar sua mente e sua vida, acha mesmo que dará continuidade a coisas complexas? De onde você acha que vem a resiliência para continuar um casamento ou um negócio, senão de ações e de decisão?

DUAS MULHERES

Ao longo da leitura, você conhecerá dois tipos de mulheres e suas histórias: a mulher comum e a mulher brilhante.

A mulher comum – você pode ser uma ou conhece várias delas – não gosta do que vê no espelho, critica-se o tempo inteiro, sente-se sozinha e abandonada, como se não tivesse amigos de verdade. Seu relacionamento amoroso é cheio de brigas, mágoas, rancores. Sente-se péssima em tudo, acredita que poderia ser uma mãe, uma esposa e uma filha melhor. Não tem tempo, está sempre cansada e sobrecarregada e o que faz nunca parece suficiente. Está afundada em dívidas e não consegue sequer imaginar uma viagem dos sonhos, uma casa ou carro novo. Sente-se frustrada por não conseguir dar uma vida digna a si mesma e aos seus filhos ou familiares próximos. Sente-se distante – para não dizer abandonada por Deus, às vezes.

A mulher brilhante, por outro lado, tem uma conexão incrível com Deus, sente-se confiante e realizada. Ama quem é. Tem um relacionamento amoroso exemplar para muitas pessoas, com paixão e cumplicidade. Tem orgulho da mãe que é e da educação que dá aos próprios filhos. Viaja para onde quer, mora na casa dos seus sonhos, tem o carro que desejou, admira-se positivamente com o saldo da sua conta bancária. É cercada de amigos e pessoas de bem, que a admiram. Acorda todos os dias motivada. É super-realizada em sua profissão e feliz.

Essas duas mulheres, que vou chamar de MC e MB, são reais, eu as conheço bem de perto e vou explicar por que suas vidas são assim. Talvez você esteja pensando que a segunda foi privilegiada de alguma maneira, mas adianto que ambas têm uma história e oportunidades equivalentes.

É preciso entender o que faz uma mulher ser brilhante de fato, sem atribuir isso à sorte ou criar desculpas ou tirar o mérito de ninguém. Só existem dois tipos de pessoas nesse mundo: as que estão concentradas em fazer acontecer e as que estão concentradas nas outras pessoas, reclamando, inventando desculpas, invejando, ou falando mal. Pessoas evoluídas falam de fatos e ações. Pessoas feridas, frágeis e sem confiança falam de pessoas. Qual das duas você é?

Você pode devorar este livro em um final de semana, ou separar trinta minutos por dia para ler um capítulo e implementar suas tarefas práticas, fica a seu critério. Mas uma coisa é certa: ao final desse mapa, encontrará o seu tesouro e se tornará realmente uma mulher brilhante. Topa?

DE ONDE
VOCÊ ACHA
QUE VEM A
resiliência
PARA CONTINUAR
UM CASAMENTO
OU UM NEGÓCIO,
SENÃO DE AÇÕES
E DE DECISÃO?

CAPÍTULO UM

O QUE É MULHER

SER UMA BRILHANTE?

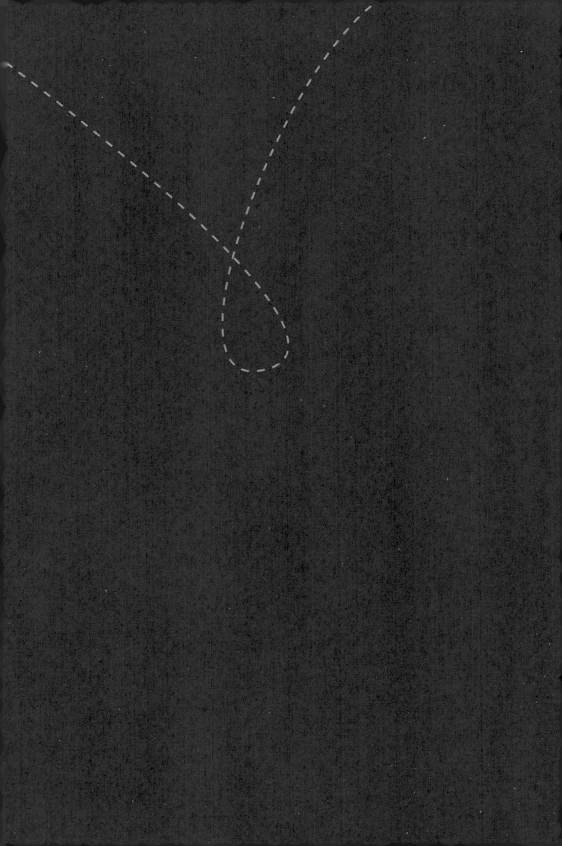

O que veio na sua cabeça quando você leu o título desse livro? Assinale a seguir.

- **Quero ter sucesso no meu negócio;**
- **Quero ser reconhecida;**
- **Quero dar conta das coisas que tenho para fazer;**
- **Quero ter meu próprio dinheiro;**
- **Quero ter um relacionamento incrível.**

O que é ser uma Mulher Brilhante para você? Escreva a seguir:

O conceito da palavra brilhante refere-se a emitir e/ou refletir luz. Isso significa que a capacidade de brilhar é intrínseca, a luz vem de dentro e não de fora. Você já havia parado para fazer essa reflexão? Isso quer dizer que o primeiro passo para ser brilhante, de fato, é fazer toda

DESPERTE A MULHER BRILHANTE QUE EXISTE EM VOCÊ

a sua luz vir à tona, o que obviamente não acontece em um passo de mágica, e pode ter interferências do ambiente, das suas companhias, da sua história familiar, dos seus recursos internos e externos, porque é o conjunto que constrói quem você é.

Veja bem, o local em que você nasceu, as condições da sua infância, sua família e sua educação interferem, ajudam, atrapalham, mas não determinam que estrela você será. Quer saber por quê? Eu vou explicar.

Qual o maior símbolo de brilho que temos? A estrela! Não sei se você já estudou sobre corpos celestes, mas é o brilho próprio de uma estrela que a "classifica". E não só isso, sua localização (ambiente), a constelação em que está inserida (afiliação e *networking*) e, obviamente, se ela é conhecida – porque se ninguém sabe da sua existência, ela nem consta no rol das estrelas brilhantes. Ou seja, busque o melhor ambiente para despertar seu brilho, aproxime-se de outras estrelas que também têm brilho próprio para fazer parte de uma constelação, torne-se conhecida e cumpra sua missão de Mulher Brilhante: emitir e refletir sua luz.

Entenda, não há absolutamente nada de nobre em ocultar seu brilho. Quanto mais você brilha, mais autorização dá para outras pessoas brilharem também. A escritora e líder espiritual americana Marianne Williamson, em seu livro *A Return to Love*,[2] nos ajuda com essa reflexão:

> 66 Nosso maior medo não é sermos inadequados. Nosso maior medo é não saber que nós somos poderosos, além do que podemos imaginar. É a nossa luz, não nossa escuridão, que mais nos assusta. Nós nos perguntamos: "Quem sou eu para ser brilhante, lindo, talentoso, fabuloso?". Na verdade, quem é você para não ser? Você é um filho de Deus. Você, pensando pequeno, não ajuda o mundo. Não há nenhuma bondade em você se diminuir, recuar para que os outros não

---

2 WILLIAMSON, M. **A Return to Love**: Reflections on the Principles of a Course in Miracles. New York: Harper Perennial, 1996. Tradução própria.

O QUE É SER UMA MULHER BRILHANTE?

se sintam inseguros ao seu redor. Todos nós fomos feitos para brilhar, como as crianças brilham. Nós nascemos para manifestar a glória de Deus dentro de nós. Isso não ocorre somente em alguns de nós; mas em todos. Enquanto permitimos que nossa luz brilhe, nós, inconscientemente, damos permissão a outros para fazerem o mesmo. Quando nós nos libertamos do nosso próprio medo, nossa presença automaticamente libertará outros. **99**

Ninguém nasceu para passar por essa geração sem deixar seus feitos, sua contribuição, sem viver intensamente as dezenas de anos que nos foram concedidas. Além disso, nós, mulheres, queremos ajudar, e isso é feito com uma boa intenção. Mas veja, quanto maior for o seu brilho, mais você poderá iluminar o caminho do outro, aquecer, direcionar. Se sua luz própria for pequena, que contribuição você poderá dar à escuridão do outro? Se sua própria luz não for suficiente para mantê-la iluminada, como iluminará o outro? Você só pode cuidar de alguém doente se estiver saudável. Jesus nos disse para amarmos o outro como amamos a nós mesmos.

Escrevo tudo isso para motivá-la a avançar! Com as informações que vou fornecer a partir de agora, você enxergará sua vida de maneira sistêmica e verá que a estratégia, a visão, a organização e as crenças que temos, sobre nós mesmas, repercutem em todas as áreas da nossa vida.

Você crescerá para que desfrute da sua família e do seu relacionamento; para que o que você faz, sua profissão, seu negócio, faça parte da sua vida, para que ganhe dinheiro, faça o que ama, seja feliz e contagie e influencie todos ao seu redor com sua evolução e crescimento.

Afirmo isso com conhecimento de causa. Não é incomum eu atender, nas palestras, nos cursos da Escola de Empreendedorismo e até nas mentorias, mulheres que estão infelizes com a própria vida profissional e não só, estão cansadas, sobrecarregadas, desmotivadas. Muitas têm ainda seus relacionamentos conjugais desmoronando, sentem culpa por não dar atenção para os filhos e não têm tempo para cuidar de si mesmas. Ou seja, aquela bola de neve.

Esse também foi um dos motivos pelos quais me propus a escrever para você. Eu desenvolvo e treino pessoalmente milhares de mulheres por ano, atendo, em mentorias, centenas de outras, publico conteúdos diariamente nas redes sociais para mais de meio milhão de seguidoras, mas, ainda assim, quero alcançar o máximo de mulheres possível com um conteúdo profundo e organizado.

O cansaço, a frieza nos relacionamentos, o desânimo, a falta de resultados, as dívidas são todos sintomas de que seu brilho está se apagando, e nós vamos encontrar as causas de tudo isso e eliminá-las. Até porque tratar o sintoma ou efeito não é inteligente, precisamos tratar a causa. Vou repetir: a falta de dinheiro, de disposição, crises nos relacionamentos não são a causa, mas o sintoma de algo!

COMPROMISSO

Antes de falarmos sobre essas causas, entretanto, eu gostaria de reiterar um acordo com você.

Dediquei dezoito anos da minha vida, até agora, estudando esse conteúdo que estou prestes a compartilhar. Não só estudei, mas vivi tudo isso como mulher, empresária, esposa, mãe, palestrante, escritora, cidadã. Decidi parar tudo o que eu estava fazendo e escrever esse livro para dividir esse conteúdo com você. Estou me dedicando completamente.

Por isso, quero que você também se comprometa a se dedicar completamente com alguns compromissos: o primeiro deles, como disse antes, é ler o livro e colocar os princípios que estão aqui em prática. Tenha um papel e caneta ou use o bloco de notas do seu celular e, a cada frase ou parágrafo, anote seus *insights* e crie uma listinha – um plano de ação – com o que você precisa fazer a respeito. Ok?

O primeiro desses princípios é o poder da conclusão: tenha o costume de terminar o que começa. Não adianta começar muitas tarefas em pouco espaço de tempo. Você pode começar quantos esportes quiser, mas só

O QUE É SER UMA MULHER BRILHANTE?

será faixa preta se persistir e focar-se em um deles. Existe um grande poder na iniciativa, mas só existe resultado quando se chega ao fim.

Temos na mente pensamentos como: *será que vai dar certo?*, quando deveríamos pensar *vou fazer até dar certo*. Talvez seja melhor terminar duas coisas do que começar vinte e não concluir nenhuma.

A maneira como você faz algo é bem semelhante à maneira como faz o resto das coisas. Então, se você começa esse livro e o larga pela metade, certamente está fazendo isso com outras coisas da própria vida também. O contrário também é verdadeiro: se decide terminar esse livro, sentirá uma grande vitória ao final, o que vai incentivá-las a novas vitórias – percebe o poder disso?

Um atleta passa anos se preparando para triunfar e receber a medalha. É lógico que começar a jornada é importante, é lógico que admirar a jornada faz parte do processo, mas ele não treina pra isso, treina para o pódio, para a medalha.

QUANTO MAIOR FOR O SEU BRILHO, MAIS VOCÊ PODERÁ ILUMINAR O CAMINHO DO OUTRO, AQUECER, DIRECIONAR.

NINGUÉM NASCEU PARA PASSAR POR ESSA GERAÇÃO SEM DEIXAR SEUS FEITOS, SUA CONTRIBUIÇÃO, SEM VIVER *intensamente* AS DEZENAS DE ANOS QUE NOS FORAM CONCEDIDAS.

O QUE É SER UMA MULHER BRILHANTE?

Você com certeza já ouviu que o importante é competir, não ganhar. Eu diria que o importante é competir, porque competir ensina a ganhar. A jornada é o que a habilita para o resultado, mas só vale a pena correr os riscos se chegarmos ao tesouro, lembra?

Eu já disse, mas vou repetir: antes de ganhar, antes de conquistar, é preciso querer ganhar. Então, para fazê-la chegar ao fim, vou desafiá-la. Deixe esse livro agora por um minuto e procure uma pulseira para amarrar ou colocar no seu braço. Você só poderá tirá-la quando terminar a leitura, e ela vai lembrá-la todos os dias do compromisso que fez, não comigo, mas com você mesma. Quando tirar a pulseira porque terminou de ler o livro e fez todas as tarefas propostas, publique nas redes sociais e me marque, quero acompanhar sua conquista. A partir de hoje, você termina tudo o que começa. Fale, em voz alta: eu termino o que começo!

A partir disso, seguimos para o segundo princípio: ser uma mulher brilhante não é dar conta de tudo, dizer sim para tudo, mas fazer as escolhas certas e desenvolver essas escolhas. A qualidade e a profundidade dos seus relacionamentos é mais importante do que a quantidade de contatos que tem no seu celular.

O autor britânico Greg McKeown nos ensina, em seu livro *Essencialismo*,[3] que precisamos perder para ganhar. Perder ideias ruins, ideias que são piores do que as que já temos em execução. Perder oportunidades nota 5 para terminar de realizar a oportunidade nota 10. O ser humano tem um problema em perder.

Não queremos perder um desconto, uma oferta, algo grátis, uma oportunidade, uma ideia, e nessa onda de "não perder nada" nos esquecemos de ganhar tempo, ganhar capacidade de escolha, ganhar análise do que realmente importa. A qualidade do tempo com seu filho é mais importante do que estar ao lado dele o tempo todo sem estar presente de fato. Presença e *flow* no seu trabalho, fazendo e executando poucas e importantes tarefas durante seis horas, e liquidar seu *checklist* em vez de acumular tarefas pro outro dia, é mais importante do que trabalhar doze horas.

---

3 McKEOWN, G. **Essencialismo**: a disciplinada busca por menos. Rio de Janeiro: Sextante, 2015.

Ser produtivo não é fazer várias coisas (malfeitas) ao mesmo tempo, nem trabalhar muito, mas terminar tarefa após tarefa com eficácia. De que adianta estar ao lado dos meus filhos pensando no trabalho e trabalhar culpada por não ter dado atenção aos meus filhos? Exercite a presença, o *flow*, estar de corpo, mente e alma fazendo algo, dando tudo de si em cada tarefa.

Durante a vida aprendi que classificar ideias traz muita clareza. Por isso, é muito importante ter um *planner*, um *checklist*, hierarquizar as tarefas e obedecer a esse planejamento. Eu tenho uma máxima: eu mando na minha agenda e a minha agenda manda em mim. Eu escolho se quero colocar algo na minha agenda e depois confio na minha escolha e cumpro aquilo que me propus a fazer. Caso apareça algum imprevisto, eu classifico e hierarquizo de acordo com o que já tenho em minha agenda: se é importante e só eu posso fazer, insiro na agenda; se é importante, mas outra pessoa pode fazer, delego, e, se não é importante, nego.

A seguir, apresento-lhe uma ferramenta para facilitar essa organização. Para cada atividade, você precisa fazer duas séries de perguntas: é importante ou urgente? Depois: só eu posso fazer ou outra pessoa também pode? Essas duas perguntas vão dizer se você deve priorizar, agendar para outro momento, delegar ou recusar.

DURANTE A VIDA APRENDI QUE CLASSIFICAR IDEIAS TRAZ MUITA CLAREZA.

O QUE É SER UMA MULHER BRILHANTE?

MATRIZ DA PRODUTIVIDADE

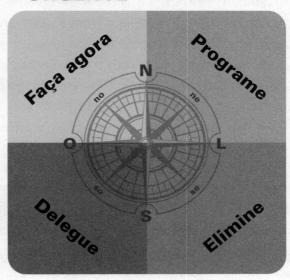

    Faça essa análise a partir de hoje: Isso é importante e merece minha atenção? É mais ou tão importante quanto o que já estou fazendo? Só eu posso fazer? Priorize aquilo que é importante e cumpra o que se propôs a fazer, isso lhe garantirá resultados.

    Pense comigo: se você quebra os acordos que faz com você mesma, quem vai cumpri-los? Você começa o dia colocando seu despertador, mas deixa dois ou três horários de soneca, por exemplo: 7h, 7h10, 7h30? Ué, se você pode dormir até 7h30, por que não deixa esse como o horário do despertador? Por que colocar seu sistema para despertar mais cedo à toa? "É que eu demoro a acordar, é que eu posso voltar a dormir, é que...".

    A verdade? Você se acostumou a quebrar pequenos acordos que faz com você mesma. Começa e não leva adiante, ou diz que vai começar e não cumpre. Lembre-se: a maneira que você faz algo é semelhante à que você faz todas as outras coisas.

DESPERTE A MULHER BRILHANTE QUE EXISTE EM VOCÊ

Você consegue se comprometer com esse primeiro acordo? Ir até o fim comigo nesta leitura? Sim ou sim? Já colocou sua pulseira? Além disso, ao terminar o livro, e se fizer sentido para você, se tiver gostado do conteúdo, gostaria que encorajasse uma ou mais amigas a adquirirem o livro também. Não é dar o livro pra ela ler. É pedir para ela ir a uma livraria ou entrar no meu site e adquirir, e você vai entender o porquê disso ao longo do livro. Por último, gostaria de receber um e-mail ou uma mensagem através das redes sociais com o seu *feedback*, dizendo o que achou, as coisas sobre as quais escreveu, as que colocou em prática e como isso a ajudou. Eu ficarei muito grata e feliz! Posso contar com você?

Explicações dadas e compromissos feitos, vamos seguir!

Depois de tudo o que vivenciei em minha própria vida, pude observar e identificar que muitas pessoas a minha volta tinham histórias e problemas parecidos. Isso me motivou a buscar a origem de tudo isso e, após a leitura de tantos livros e a participação em eventos e formações, percebi que cada um de nós tem uma raiz que sustenta o nosso crescimento e dela provém tudo o que somos – seja bom ou ruim. Aquilo que vivenciamos e observamos são apenas os efeitos, a raiz não é observável. Tratar dos efeitos pode parecer simples e rápido – talvez até seja –, mas algum tempo depois eles voltarão a aparecer.

Ou seja, nós temos pensamentos e atitudes que são efeitos que derivam de uma causa. Essa causa reside nas crenças e comportamentos que norteiam quem somos, o que fazemos e os resultados que temos. Mas existem crenças que são limitantes e geram efeitos problemáticos que passam a influenciar negativamente a vida das pessoas.

A partir dos meus estudos e análises, pude perceber dois padrões de crenças muito recorrentes principalmente nas mulheres: identidade mascarada (insegurança) e comparação ou espelhamento invertido. O que essas duas crenças significam? De maneira simples e direta, em geral, as mulheres se colocam para baixo o tempo todo, são muito autocríticas e têm um altíssimo índice de exigência no meio.

Vamos falar especificamente sobre isso mais à frente. Por ora, o que você precisa saber é que essas crenças são provavelmente o principal motivo de você estar cansada, estafada, sem tempo, desmotivada etc. Mas espero que ao longo deste livro você possa se libertar dessas crenças limitantes e brilhar muito.

CONVERGÊNCIA E EQUILÍBRIO

As mulheres querem fazer tudo e dar conta de tudo. Por vezes eu pergunto para uma empreendedora:

- **Quem vende no seu negócio?** "Eu!";
- **Quem faz o controle financeiro?** "Eu!";
- **Quem faz as compras e aquisições?** "Eu!";
- **Quantas horas por dia você trabalha?** "Doze horas.";
- **Quem cuida dos seus filhos?** "Eles ficam comigo, eu coloco filmes e os distraio, levo à escola, naquela correria, né? Ainda tenho de fazer almoço...";
- **Espera, quem faz a comida e os afazeres domésticos?** "Eu, ué! Mulher é assim mesmo. Mulher dá conta de tudo!".

É com um sorriso no rosto e o peito estufado que ela afirma: "Eu dou conta de tudo!". E infelizmente é muito comum que mulheres, despedaçadas por dentro, orgulhem-se de dizer "eu dou conta de tudo" – como se isso fosse motivo de orgulho.

Há algum tempo, atendi uma empresária que fatura centenas de milhares de reais. Ela me procurou porque queria alavancar e escalar um negócio que estava começando, o seu quarto negócio. Eu perguntei sobre o funcionamento dos outros negócios dela, que me contou que trabalha no primeiro das cinco horas da manhã até as oito, no segundo, entre oito e cinco horas da tarde e, por fim, no terceiro, até nove horas da noite. Eu comentei que não sabia como ela conseguia encontrar tempo para o relacionamento com o marido, para o seu filho ainda bebê e até mesmo para dormir.

DESPERTE A MULHER BRILHANTE QUE EXISTE EM VOCÊ

Ela me disse que "dava conta de tudo". Mas eu quis saber o porquê de ela trabalhar tanto. Ela disse que precisava estar nas empresas porque senão seria lesada, precisava estar presente porque isso garantia mais dinheiro, senão perderia clientes ou teria de dividir um percentual do lucro com o gerente, caso ele atendesse o cliente. Ela expressava que era uma realizadora, mas, na verdade, por detrás de toda aquela realização, havia controle excessivo.

Controle excessivo é desconfiança, medo, insegurança. Ela tinha de fazer tudo para ser a supermulher, ser elogiada e reconhecida, mas também, e principalmente, por achar que devia controlar tudo, porque ninguém faria tão bem quanto ela. O medo de perder.

Juntas, eu e ela fizemos alguns estudos. Se ela tivesse uma equipe maior, quanto ganharia a mais? Se determinado cargo dessa equipe ganhasse por participação, quanto ele produziria a mais? Enfim, conseguimos concluir que ela estava ganhando menos e trabalhando mais – a ponto de ter problemas no casamento e ser uma mãe ausente – simplesmente por não atuar dentro da sua convergência e ter equilíbrio.

Todos nós temos mais facilidade e aptidão para certas coisas e mais dificuldades e falta de interesse para outras. Enquanto eu desenho muito mal e demoro horas para fazer um desenho simples, por exemplo, uma amiga minha faz em minutos e com uma qualidade surpreendente. Ok, você pode se defender afirmando: isso é treino. Lógico que é, mas por que você está perdendo tempo se tornando bom em algo que você não gosta e no qual jamais será excelente? Por que está fazendo o que não deveria?

Se você se dedicar àquilo em que é boa, gosta e tem habilidades, perceberá que produzirá o dobro com a metade do esforço. Faça aquilo em que você é excelente, delegue todo o resto. Algumas pessoas amam fazer o que você não gosta. Eu não preciso fazer tudo, preciso me concentrar em alcançar resultados.

Eu tenho ajuda e delego tudo aquilo em que não sou boa, ou não gosto de fazer, para que me sobre mais tempo para me dedicar ao que gosto e em que tenho facilidade. Na minha casa, conto com a Rô, que trabalha comigo há alguns anos fazendo faxina e almoço. Em quatro horas ela consegue

O QUE É SER UMA MULHER BRILHANTE?

fazer tudo o que eu levaria dois dias para fazer – e ainda faria com um nível de qualidade muito inferior. No meu trabalho, eu edito vídeos e diagramo as publicações vergonhosamente e demoro muito tempo – ainda que faça melhor do que muitas outras pessoas nas redes sociais. Contudo, eu produzo conteúdo, gravo aulas, faço atendimentos de hipnoterapia, dou orientações (consultorias e mentorias) e palestras com muita destreza e facilidade.

A minha hora fazendo essas atividades nas quais me destaco é muito bem remunerada. Por isso, é uma excelente decisão delegar todas as outras tarefas que tomam meu tempo e nas quais meus resultados seriam medíocres e me focar no que sou boa. É muito mais lucrativo e muito mais gratificante. Você já deve estar pensando em quanto gastaria para pagar essas pessoas, então vamos inverter a pergunta: quanto você está perdendo ao não fazer isso?

A gente não quer perder, lembra? Mas a convergência é exatamente "perder para ganhar", é abrir mão de tudo que você faz de maneira displicente para se concentrar no que você faz muito bem. Você vai ver o quanto isso influenciará muitas áreas da sua vida!

EU NÃO PRECISO FAZER TUDO, PRECISO ME CONCENTRAR EM ALCANÇAR RESULTADOS.

DESPERTE A MULHER BRILHANTE QUE EXISTE EM VOCÊ

Quando você entender isso, descentralizará muito do que tem hoje sob sua responsabilidade e encontrará o equilíbrio, que não existe sem convergência. Equilíbrio não é executar todas as tarefas do mundo, é desfrutar de todas as áreas da sua vida, e isso só será capaz se você se juntar a outras pessoas, para que elas façam aquilo em que são boas e você possa fazer aquilo em que é, alimentando cada vez mais o seu brilho. Atenção: isso não significa que as pessoas vão trabalhar para você, significa que elas vão fazer parte da mesma engrenagem que você: enquanto elas te impulsionam, você também impulsiona outras pessoas. Cada um servindo no que compete servir.

E agora a pergunta que com certeza já passou pela sua cabeça: "Beleza, Kênia, mas como saber no que sou excelente?". Vamos trabalhar isso a partir de agora e ao longo de todo o livro, ok?

RESILIÊNCIA × ANTIFRAGILIDADE

O outro oposto do "dar conta de tudo" é a zona de conforto, a mesmice, o marasmo, a vidinha mais ou menos. Tenho certeza de que não é isso que você quer, mas, se existe um desejo de avançar, por que estagnamos? Porque não queremos nos frustrar, não queremos passar aborrecimentos, não queremos nos decepcionar.

Durante toda a nossa vida, tivemos provavelmente muitos episódios que nos frustraram, e hoje fazemos o possível para nos afastar deles. Se pensarmos bem, essa é a nossa natureza. Resistir aos contratempos é ser resiliente, como uma árvore que resiste aos ventos e às tempestades, ao intenso calor ou ao frio congelante. Nosso sistema imunológico faz isso, defende-nos, gera resistência e nos mantém vivos. Não é isso?

Não! Pense bem: além de resistir, fomos feitos para evoluir. Um bebê nasce sem falar, com o pescoço sem sustentação. Aos poucos, ele percebe que precisa exercitar o pescoço, que para sair do lugar, precisa aprender a rolar, depois sentar, engatinhar, ficar em pé e dar os primeiros passos. Vai cair várias vezes, mas vai se levantar e fazer de novo.

O QUE É SER UMA MULHER BRILHANTE?

Em seguida, vai perceber que precisa aprender a correr, andar de bicicleta, superando cada desafio, do primeiro dia sozinho na escola, do primeiro beijo, do vestibular, da faculdade, de sair da casa dos pais, do casamento, da maternidade.

Naturalmente, nós fomos feitos para evoluir, mas ficamos mais fortes quando ganhamos resistência. Como nosso corpo, que após passar pela catapora, desenvolve anticorpos. Isso é a antifragilidade: superar os desafios, aprender com eles e avançar. Se você não está crescendo, você já começou a morrer. Quando mais novos, fomos encorajados a crescer, evoluir, continuar, mas, depois de adultos, nos acovardamos e paramos.

Antes de o Mulher Brilhante ser o maior evento de empreendedorismo feminino do Brasil, nesse movimento grandioso e nacional, eu estava travada, e essas travas dos meus pensamentos eram originadas de crenças limitantes. Eu pensava: *E se não der certo? E se eu perder meu tempo fazendo isso e deixar de fazer o que já está dando certo?*

Quando o MB nasceu no meu coração, eu estava há catorze anos dirigindo uma empresa que ia muito bem. E eu pensava todos os dias: *Por que me expor, começar algo em um terreno desconhecido, se aqui onde estou já domino as regras e tenho sucesso?* Todo o tipo de desculpas aparecia.

Mas fazer o que eu estava fazendo há catorze anos já não mais tocava meu coração, não dava mais "sangue no olho" a cada novo projeto. Eu precisava transpor a barreira do conforto. Minha filha aprendeu com o filme *Kung Fu Panda*[4] e me ensinou: Se você não faz nada de diferente, aceite que não vai avançar, aceite ter uma vida igual todos os dias.

Eu decidi transpor aquele obstáculo que me limitava. Coloquei minha mochila nas costas, calcei minhas botas, vesti meu chapéu e fui em busca de um tesouro perdido dentro de mim. Meu brilho nos olhos havia sumido, e eu precisava resgatá-lo.

Deixe-me contar essa história desde o começo para você entender melhor!

---

4 KUNG Fu Panda. Direção: Mark Osborne e John Stevenson. EUA: DreamWorks Animation, 2008 (1h 32min).

MINHA HISTÓRIA

Hoje eu sou uma mulher brilhante, mas nem sempre foi assim. Para começar, não era nem para eu ter nascido. Já é um começo interessante, não é? Minha mãe, aos 42 anos, descobriu que estava grávida ao mesmo tempo que descobriu a doença de chagas. Uma gravidez de risco, pela idade e pela doença. Os médicos disseram que havia uma grande probabilidade de que eu nascesse com sérios problemas neurológicos, isso se a gravidez chegasse ao fim, e que era um grande risco para minha mãe.

Esse foi o destino que os médicos me deram. Mas Deus tinha outro destino para mim. Minha mãezinha, corajosa, contrariando tudo e todos, e sem qualquer apoio, fez uma oração simples e genuína, confiou incondicionalmente Nele e entendeu que, se eu estava lá, era porque Deus tinha um propósito e Ele cuidaria de tudo. E para a surpresa de todos eu nasci saudável, dando nó em pingo d'água. Minha primeira pequena (ou grande) vitória.

Eu nasci em uma família humilde, caçula de quatro irmãos, com pais nordestinos que foram para Brasília para melhorar de vida. Eles trabalhavam dia e noite para nos dar o melhor. E assim foi. Não passamos, jamais, nenhuma necessidade. Dividíamos o quarto e as roupas. Não havia asfalto e eu amava brincar na enxurrada marrom com os palitinhos. Minha primeira foto é de quando eu já tinha 3 anos, porque antes disso os recursos eram escassos. Estudei a vida inteira em escola pública. Convivi com o tráfico de drogas na minha própria rua. Vi vários conhecidos morrerem por conta das drogas e da violência – inclusive um irmão, infelizmente.

Meu destino provável não era passar nas melhores faculdades ou ter um emprego bacana. Ser escritora? Palestrante? Não! O máximo de fama que desejei era ser atriz de novela, porque na minha realidade, esses eram os meus referenciais.

Certo dia, passou um vendedor na porta de casa e meu pai comprou uma coleção do Júlio Verne. Eu li um monte de livros, que me deram vontade de conhecer o mundo e o mar. Depois, assisti no Globo Repórter uma reportagem sobre um centro de pesquisas de biologia

O QUE É SER UMA MULHER BRILHANTE?

marinha. Eu me apaixonei pelo mar e desejei, com todo meu coração, conhecer e trabalhar ali.

Fiz os planos da minha vida: estudar espanhol, ser professora como minha mãe, entrar na faculdade de biologia, pagar meus estudos e ir para a Espanha. Dormi na fila para conseguir uma vaga no curso de espanhol de uma escola pública e, anos depois, passei na prova de seleção para fazer magistério no período integral, também em uma escola pública.

Segui isso até meus 16 anos, quando me apaixonei pela informática. Continuei com o plano de me formar professora e pagar a faculdade, mas passei a dedicar todas as minhas horas vagas estudando dados e programação. Eu me imaginava trabalhando em um centro de desenvolvimento de sistemas de segurança. Decidi fazer ciências da computação.

Na fila de inscrição da faculdade, conheci um rapaz que chamou minha atenção. Começamos a namorar e, alguns meses depois, eu engravidei. Aí começou o balde de água fria dos outros: "Acabou sua vida!", "Será mãe solteira!", "Um casamento com vocês dois tão jovens [eu com 17 e ele com 21] não vai dar certo", "Acabou! Você não vai conseguir estudar ou trabalhar", houve até quem sugerisse abortar.

Eis mais uma vitória na minha vida! Vinte anos depois, parece que tudo o que disseram que daria errado deu certo, mas, claro, não foram flores, não. Aos 18 anos, nascia uma mulher, esposa e mãe. Eu trabalhava em três empregos para bancar a faculdade e fazia tudo dentro de casa, até que decidimos empreender para melhorar de vida. Obviamente, comecei a empreender por necessidade, sem nenhum treinamento ou conhecimento.

Há dezoito anos, quando comecei a empreender no ramo de turismo, atirei para muitos lados, me desesperei e errei muito, porque não tinha referenciais. Eu tinha 18 anos e muita vontade, mas abri um negócio que não amava e, pior, não dominava. Meu esposo havia vendido nosso único bem, um chevete, e entrado rapidamente de cabeça em uma sociedade com seu tio, que desistiu na última hora. Como todos os contratos, custos e contas ficaram em nosso nome (aluguel, mobiliário, computadores), tivemos de continuar, mas como, se quem sabia do negócio era o tio?

DESPERTE A MULHER BRILHANTE QUE EXISTE EM VOCÊ

Foi difícil, muito difícil! Nós trabalhávamos em três turnos para conseguir sustentar a casa, nossa filha e a empresa. Ficamos um bom tempo assim. Eu contratei uma excelente funcionária, li muito, fiz cursos, observei os concorrentes e, aos poucos, os resultados começaram a aparecer. Visitei mais de cem clientes para receber o primeiro sim. Após cem nãos, eu tive um sim!

Como veio o meu sim? Eu havia visitado uma advocacia gigante na semana anterior. A secretária que me recebeu contou que já tinham uma agência, mas que ficaria com o meu contato. Enfim, ela me ligou. Disse não estar conseguindo vaga em um voo para Düsseldorf, na Alemanha, que poderia ser qualquer um. Eu não sabia como conseguiria, mas me prontifiquei no mesmo instante. Fiquei acordada a madrugada inteira, pedindo incansavelmente ao sistema que cancelasse uma reserva e me desse a vaga, e consegui.

Minha primeira venda foi uma passagem de mais de 22 mil reais. Com a minha comissão de 10%, conseguiria bancar dois terços dos custos da empresa naquele mês. Fiquei muito, muito feliz! Na semana anterior, eu e meu esposo havíamos dormido na empresa, pois não tínhamos o dinheiro da passagem. Você leu certo, não tínhamos o dinheiro da passagem de ônibus para voltar para casa e depois de volta para a empresa no outro dia. Naquela noite, pensamos muito em desistir, mas essa venda deu o fôlego necessário e, a partir dela, deslanchamos.

Continuei trabalhando duro e aos 23 anos eu já havia conquistado meus primeiros sete dígitos, meu primeiro milhão! Imagina só, menos de cinco anos antes, eu havia começado do zero. Depois de tudo isso, vieram grandes desafios e problemas para enfrentar. A continuação dessa história vou contar ao longo do livro.

SE VOCÊ quebra os acordos QUE FAZ COM você mesma, QUEM VAI CUMPRI-LOS?

CAPÍTULO **DOIS**

A MENTA DE UMA BRILHAN

LIDADE
MULHER
TE

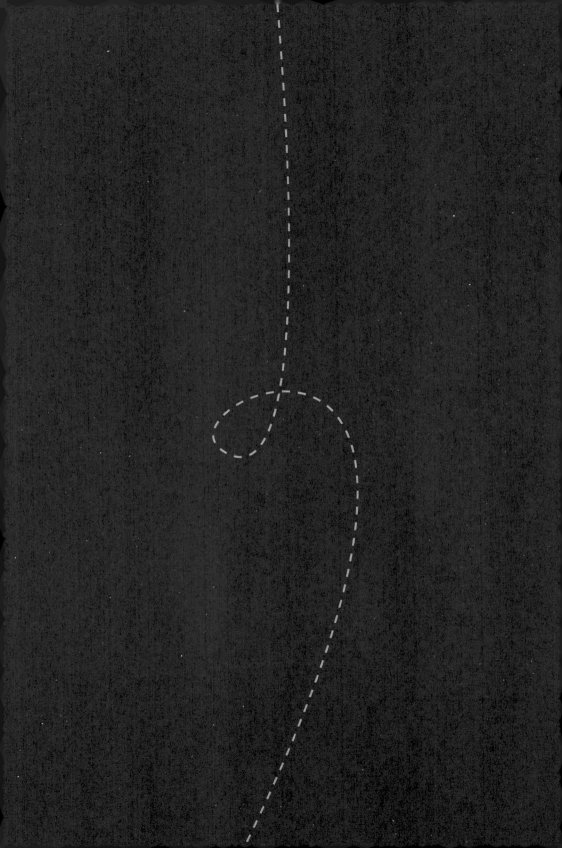

TRATANDO A CAUSA E NÃO O SINTOMA

A nossa mentalidade, ou *mindset*, é construída ao longo da vida, mas tem base principalmente nos ensinamentos da infância.

Estudos, tanto de psicanálise quanto neurociência, apontam para um modelo trino (ou cérebro trino) da nossa mente, com três unidades funcionais diferentes. E são nessas três ramificações que residem as crenças – motivo de estacionarmos ou pararmos. São elas:

- **Nossa mente inconsciente (Id),** responsável por garantir nossa segurança. Nela se encontram batimentos cardíacos, controle da respiração e sistema digestivo, por exemplo. Essa parte da mente "não pensa", trabalha por instinto e necessidade.

- **Nossa mente subconsciente (Ego),** a que entende que precisamos viver, mas estamos em sociedade, por isso adequa a vivência ao meio. Aqui residem nossas crenças, memórias de longo prazo e carregamento de emoções.

- **Nossa mente consciente (Superego),** a memória de curto prazo, a força de vontade e a mente analítica.

Esses são os conceitos técnicos. Agora vou explicar como se dá a formação e solidificação dessas partes.

Uma crença é um conceito ou comportamento aprendido. Fisiologicamente, isso ocorre assim: nós temos um padrão encefalográfico (EGG) que dispara uma frequência de sinais que se repetem por segundo. É assim que nossa mente aprende e processa tudo. E é importante esclarecer também que nosso cérebro funciona de modo diferente quando estamos acordados, concentrados, sonolentos ou em sono profundo (esse funcionamento é descrito pelo EGG em ondas).[5]

---

5 TUA SAÚDE. **Eletroencefalograma**, [s.d]. Disponível em: https://www.tuasaude.com/eletroencefalograma/. Acesso em 21 out. 2021.

DESPERTE A MULHER BRILHANTE QUE EXISTE EM VOCÊ

Principalmente no primeiro ano, mas até os dois anos de idade, a nossa mente opera em ondas delta, ondas de menor frequência, presentes no Sono REM. Quando o cérebro opera nessas ondas, a atividade da "mente pensante" (o neocórtex) é baixíssima, ele não cria ou analisa de maneira automatizada, apenas julga, censura, corrige as informações recebidas. Por esse motivo, crianças nessa idade mais dormem do que ficam acordadas e recebem e replicam informações com facilidade. Se você perguntar a uma criança de dois anos por que ela não pode fazer tal coisa, ela responderá coisas como: "porque a mamãe não deixa" ou "porque o bicho pega".

Entre os dois e os cinco anos, os padrões de EGG começam a subir. As crianças vivem em Zeta, um estado da mente comparado ao estado hipnótico ou de transe. As crianças nessa idade estão conectadas consigo mesmas, no seu "mundinho", livre e muitas vezes abstrato, de imaginação. O pensamento crítico e racional ainda é pouco desenvolvido, por isso elas tendem a acreditar em Papai Noel, Coelho da Páscoa, pé de feijão gigante e todas as outras histórias e fábulas, incluindo todo tipo de cultura e crença. Essa é uma fase fundamental para nossa vida adulta.

Dos oito aos doze anos de idade, a frequência cerebral predominante é a Beta, que vai aumentando até a fase adulta, na qual é desenvolvida a frequência Gama, da consciência. Após os doze anos, a janela entre as mente subconsciente e consciente se fecham e consolida-se o "fator crítico". A partir desse momento, começamos a filtrar o que queremos aprender, de acordo com tudo o que existe previamente na mente, principalmente pelo recurso da comparação. Se parece com o que já temos, tendemos a aceitar; se é diferente, analisamos bastante antes de permitir chegar no subconsciente. Ou seja, os ensinamentos de infância são reforçados pelo que ouvimos no nosso dia a dia.

Para entender melhor, na prática, assinale, na lista a seguir, quais desses ensinamentos você já ouviu e fazem sentido para você:

- **"Dinheiro não dá em árvore!"**;
- **"Não dá para ter tudo o que se quer"**;

A MENTALIDADE DE UMA MULHER BRILHANTE

- **"Para tudo tem o ônus e o bônus";**
- **"Crescer dá trabalho";**
- **"Melhor um pássaro na mão do que dois voando";**
- **"Melhor pingar do que faltar";**
- **"Homem é tudo igual";**
- **"Para ganhar bem você precisa trabalhar muito";**
- **"Eu não preciso de muito para ser feliz".**

São frases como essa que ouvimos quando somos pequenos, pelos nossos pais e por todos a nossa volta. "Menina, isso não é para você", "Esse rapaz é muita areia pro seu caminhão", "Final feliz só existe em livros", "Essa mulher é impossível". Essas crenças são reforçadas durante toda a nossa vida e nos levam a ser uma Mulher Comum.

É importante entender que seus pais só lhe ensinaram isso porque são as crenças deles, que provavelmente aprenderam com os próprios pais, e, no fundo, quando o fizeram só queriam protegê-la ou deixá-la feliz. Entenda esse processo como semelhante ao de quando você descobriu sobre o Papai Noel ou Coelhinho da Páscoa.

A questão aqui é: a maneira como você vê o mundo molda aquilo que acredita ser possível, que acredita merecer, e impulsiona ou limita os seus sonhos. A Mulher Comum acredita que um relacionamento "meia-boca" é suficiente, que ganhar "mais ou menos" está bom. Quando eu era uma Mulher Comum, acreditava tanto nessas máximas, que, de fato, foi o que aconteceu.

Eu passei por muitos problemas no meu casamento, afinal "casei muito nova, não ia dar certo"; na minha saúde, afinal "trabalho muito, não tenho tempo, e a saúde cobra"; no meu negócio, afinal, "para dar certo, é preciso passar por dificuldades, as pessoas quebraram várias vezes até conseguirem". Eu me sentia sozinha e sem amigos, afinal "melhor sozinha do que mal acompanhada, amigos devemos contar nos dedos de uma mão".

Tudo em que eu acreditava acontecia. Na verdade, precisava acontecer para reforçar a minha crença. Eu me questionei várias e várias

DESPERTE A MULHER BRILHANTE QUE EXISTE EM VOCÊ

vezes: *Por que ser grande? Pra quê? Isso vai ser trabalhoso, eu só quero descansar...* Quantas e quantas crenças decidi aceitar, crenças de escassez, de falta de merecimento, limitantes. Mas, lembre-se, não há absolutamente nada de digno, belo e admirável em brilhar menos do que você pode brilhar. Não há humildade em querer ser menos do que você pode ser – isso é escassez. E não é um bom exemplo para os seus filhos, não!

Por isso, afirmo: a partir de hoje você precisa ter crenças de uma Mulher Brilhante!

Qual a diferença entre alguém que diz "eu não sou boa nisso" e "nisso eu sou boa"? A visão da falta e a visão da abundância, enxergar e focar-se naquilo que tem e não no que falta.

Hoje eu posso escrever: Tenho um casamento incrível, uma vida financeira próspera, qualidade de vida, tempo para exercícios, viagens, filmes com meus filhos/café com amigos, tenho amigos incríveis, faço o que amo, faço a minha história porque faço as coisas acontecerem a meu favor, sou a melhor mãe que posso, sou saudável, sou feliz, realizada pessoal e profissionalmente.

Eu desejei do fundo do meu coração e busquei uma conexão profunda com Deus. Eu vi e desejei um casamento bem-sucedido, um corpo saudável, uma família unida, dinheiro na minha conta bancária, sucesso profissional, qualidade de vida, tempo, esse livro como um *best-seller*.

Onde eu vi? Procurei por pessoas com esses comportamentos, para que meus olhos pudessem de fato constatar essa como uma realidade. Eu me sentei com milionários e bilionários e eu enxerguei neles integridade, conexão com Deus, tempo e saúde. Busquei casais apaixonados, mesmo depois de anos de casamento. Visualizei todos os dias a vida que eu queria ter. E não estou falando sobre lei da atração ou cocriação da realidade, procurei ver com meus olhos, constatar, conhecer pessoas e histórias para entender que era possível.

Eu passei também a acreditar naquilo que não se vê e a ter convicção naquilo que se espera. Passei e exercitar a minha fé nas coisas boas, e não nas ruins. Apropriei-me da nossa natureza: Deus nos fez para sermos felizes, saudáveis e prósperas. Uma criança enxerga

A MENTALIDADE DE UMA MULHER BRILHANTE

o bom, deseja o impossível, é feliz. Essa é nossa natureza. Tudo além disso é a corrupção da mente e da natureza de Deus.

Paulo, discípulo de Jesus, em sua carta aos Filipenses, nos ensinou: "tudo o que é verdadeiro, tudo o que é honesto, tudo o que é justo, tudo o que é puro, tudo o que é amável, tudo o que é de boa fama, se há alguma virtude, e se há algum louvor, nisso pensai" (4:8). Essas devem ser as nossas crenças, as crenças de uma Mulher Brilhante.

Proponho um exercício para que você comece a visualizar a vida que quer ter. Convido-a a escrever o que considera uma vida brilhante, o que deseja e espera:

Hoje não apenas tenho essas novas crenças a partir de pensamentos ou influências externas, são constatações da minha vida – e não meras afirmações positivas com intuito de realização posterior. Eu aprendi com um mentor, o bispo JB Carvalho, que *o futuro não é um tempo, é um lugar*, e comecei a me questionar em que lugar do meu futuro eu desejo estar. O lugar em que estou hoje é o futuro que construí há alguns anos. Certamente, os lugares que reservei para meu futuro próximo são melhores ainda!

TER-FAZER-SER

Se você voltar um pouco para o momento em que falo sobre a construção do meu eu atual, verá que usei três verbos: ter, fazer e ser. Vamos falar mais sobre eles.

Existe uma hierarquia na existência de uma pessoa. Muitos se baseiam no que têm ou no que fazem. Essas pessoas estão, geralmente, perdidas, desconectadas, cansadas, vazias. Uma pessoa realizada está concentrada na própria essência, em quem ela é. Você prefere receber qual das perguntas a seguir?

- **O que você tem?**
- **O que você faz?**
- **Quem você é?**

A questão é que, nos últimos anos, as pessoas estão focadas em ter. Esquecem-se de que para ter é preciso fazer, e de que para fazer, é preciso estar motivado em quem você é, suas convicções e valores.

Além disso, por vivermos em uma sociedade pautada pelo consumo, as pessoas muitas vezes têm o que não precisam, e que compraram com o dinheiro que não têm, para agradar pessoas com as quais às vezes nem têm afinidade. E isso se agrava quando não enxergam propósito no que fazem, ou não têm clareza de quem são. Vejo pessoas fazendo, fazendo e fazendo. Estão exaustas! Precisam trabalhar muito para quê? Para darem bens aos filhos, mas sentem-se péssimas mães internamente, por estarem sempre ocupadas.

A MANEIRA COMO
VOCÊ VÊ O MUNDO
MOLDA AQUILO
QUE ACREDITA
SER POSSÍVEL,
QUE ACREDITA
MERECER,
E IMPULSIONA
OU LIMITA OS
seus sonhos.

DESPERTE A MULHER BRILHANTE QUE EXISTE EM VOCÊ

Ter bens materiais não faz ninguém "ser". A busca desenfreada pelo ter é consequência (de novo, um sintoma) de um buraco grande no ser. As mulheres acreditam que, se tiverem a unha X, o cabelo Y, o corpo Z, o carro A e a casa B, terão sucesso, serão felizes e bem-sucedidas. E serão, talvez, em uma área da vida, a financeira. Conheço muitas pessoas ricas que não são prósperas, plenas e felizes.

Da mesma forma que o dinheiro não é ruim, e não afasta as pessoas, tira a saúde ou traz azar no amor, como muitos também acreditam, ele também não é a saída – ou a única saída – para uma vida completa. Vamos falar mais sobre isso em outro capítulo. Agora, lembre-se, tudo o que você tem, conquistou a partir do que você faz, e faz por acreditar que pode, através da consciência de quem você é.

Para contrabalancear todas as crenças negativas que ouviu e internalizou até agora, trago aqui uma lista de afirmações positivas para você pensar ou falar ao dormir ou ao acordar:

- **Sou como um imã e atraio prosperidade e riqueza;**
- **Boas ideias e _insights_ vem até a minha mente;**
- **Eu sou equilibrada e tenho domínio próprio;**
- **Minha saúde é excelente;**
- **Meus relacionamentos são saudáveis, duradouros e confiáveis;**
- **Busco e atraio pessoas do bem ao meu redor;**
- **Darei e receberei tudo que é bom;**
- **Todos os dias tenho abundância infinita, inesgotável e imediata;**
- **Contribuo de maneira significativa para o mundo e sou maravilhosamente recompensada por isso;**
- **A cada dia faço melhores escolhas que levam aos resultados desejados;**
- **Eu sou digna de amor, abundância, sucesso, felicidade e realização;**
- **Eu sou capaz;**

- **Eu me amo;**

- **Eu tenho méritos;**

- **Eu sou feliz;**

- **Sou filha de Deus e herdeira de tudo que Ele criou e de todo o bem que vem através Dele.**

É importante praticar esses reforços consigo mesma, e não deixar que influências externas diminuam seu brilho, seja através de crenças ou de comparações. Como já disse antes, a mente aprende por comparação e repete para se solidificar. Mas você é incomparável, única, e nenhum parâmetro que tenha é suficiente para medir quem você será e onde chegará.

Comparar-se com alguém é o começo do seu fim. Seja porque você se considera superior, o que é arrogância, seja porque você se considera inferior, o que é falta de autoconhecimento e autoestima. Tenha pessoas nas quais você se inspira, mas entenda que, ainda assim, você fará do seu jeito, porque você é única.

AUTOCONFIANÇA

Através das suas crenças, você pode se tornar uma pessoa autoconfiante, mas esse não é o único caminho. Sua mente já aprendeu e passou por muita coisa e tudo está registrado nela de alguma forma. Contudo, nem sempre essas memórias vêm à tona quando precisamos.

Se sua mente aprende por comparação, significa que quase tudo pode ser aprendido mediante um exemplo/modelo já aprendido por você. Por exemplo, quando você já dirige um carro e vai habilitar-se para dirigir uma moto: é algo novo? Mais ou menos. Quando seu instrutor lhe apresentar a embreagem, ela pode não ser fisicamente igual a do carro, porém tem funções parecidas; não iguais, mas os conceitos do que é, do porquê e quando usar você já tem.

COMPARAR-SE COM ALGUÉM É O COMEÇO DO SEU FIM.

Ou seja, se um dia você precisar dar sua primeira palestra, quais recursos anteriores poderá usar? O dia em que se apresentou em um treinamento ou na ocasião de um trabalho da escola. Todo o seu histórico interno pode ser modelado, e os recursos externos também. Se você tiver um treinador, um *coach*, um mentor ou alguém em quem se inspira, poderá aprender: *se ele fez eu também consigo fazer*.

Seguindo esse princípio, se alguém já conquistou uma vez, pode conquistar novamente. Dessa forma, um recurso poderoso para sua autoconfiança é o registro da sua história e das suas conquistas. Faça isso. Foi o que salvou a minha vida.

Eu parei de contar a minha história em 2008, quando me tornei milionária. O Davi, meu filho mais novo, havia completado 1 ano, tínhamos acabado de reformar nossa casa própria, estávamos com bons carros, caixa na empresa, tudo indo muito bem, e eu decidi que naquele ano nós iríamos expandir. Eu viajava muito nessa época, viajei durante minha gravidez inteira e depois, mesmo com o Davi pequenininho, viajei para fazer os jogos Pan-Americanos.

Depois que conseguimos os primeiros clientes, vendíamos não apenas passagens áreas, também reservas de hospedagem, *transfers*, recepcionistas, salas nos hotéis para reuniões e, a partir disso, começamos a fazer eventos. Esse fluxo aumentou gradativamente. Começamos a atender órgãos públicos e organismos internacionais e, cinco anos depois, figurávamos entre as dez maiores agências do país.

A MENTALIDADE DE UMA MULHER BRILHANTE

Isso me fez querer ter meu próprio espaço de eventos e uma sede maior para a empresa. Compramos um terreno de 7,5 mil metros quadrados em um bairro nobre. Não tínhamos todo o dinheiro necessário, então nossa casa, nosso carro e tudo o que tínhamos entrou no negócio, e o restante parcelamos.

E lá estávamos nós, começando tudo de novo. No começo do nosso casamento, morávamos em três cômodos, depois fomos para uma casa maiorzinha, depois compramos um terreno, depois esse terreno entrou no negócio da compra de uma casa. Reformamos a casa e, quando finalmente estávamos lá, decidi comprar o terreno. Minha mãe me chamou de louca, mas meu esposo me apoiou desde o início. Aliás, talvez a ideia tenha sido até dele.

Estávamos confiantes. Voltamos a morar em quatro cômodos, fizemos ajustes no padrão de vida e decidimos trabalhar como nunca. Assim foi 2008 e 2009, muito trabalho para pagarmos o terreno e levantar dinheiro para a construção do salão e da sede. No final de 2009, conseguimos dar entrada em uma outra casa e juntar um caixa de 300 mil reais para começarmos a construção da sede e do salão.

Contudo, logo no começo de 2010, recebemos uma licitação de 26 milhões de reais para fazer um evento da ONU. Entrei de cabeça no projeto junto com minha equipe. Arrematamos o pregão por 22 milhões e nos mudamos para Salvador para a sua execução. Morei lá por quase cinco meses. O evento foi muito tenso. Centenas de chefes de estado compareceriam, mas as chuvas começaram a cair muito fortes e foi decretado estado de calamidade na cidade. O evento não podia ser cancelado, mas estávamos sem recursos. Ao final, tudo se ajeitou e conseguimos ter êxito. Foi certamente um dos maiores desafios e aprendizados da minha vida.

O evento chegou ao fim e eu estava muito feliz de ter realizado esse feito tão importante, mas também de ter chegado até ali e ainda ter planos para ir além. Contudo, por questões de crise política, o secretário Nacional de Justiça (responsável pela ordenação de despesas do órgão que havia nos contratado) foi exonerado. Caramba! Tínhamos milhões a receber para pagar fornecedores, impostos, colaboradores. Passamos 2010 e parte de 2011 empenhados em receber aquela quantia.

DESPERTE A MULHER BRILHANTE QUE EXISTE EM VOCÊ

Em 2011, ganhamos uma licitação para atender os Jogos Mundiais Militares, o que nos ajudou a segurar as contas da empresa, mas, ao final daquele ano, não havíamos recebido quase 4 milhões. Era muito dinheiro. A empresa estava devendo para alguns fornecedores e também para o banco – eu havia pegado um empréstimo de 500 mil na época do evento para complementar o caixa e as parcelas eram altíssimas; ainda tínhamos uma guia de 370 mil de impostos para pagar. Tudo que havíamos recebido e tudo que ganhávamos era para pagar os fornecedores.

Em um contrato desse porte, a lucratividade é baixa, menos de 10%. Originalmente, 2 milhões do que receberíamos seria destinado para cobrir gastos do contrato, mas, naquela altura, nem os 4 milhões bastariam para pagar tudo por conta dos juros que corriam.

Alguns fornecedores não entenderam, protestaram, entraram com ações judiciais. Eu já não sabia o que fazer. Com o CNPJ sujo, eu não tinha faturamento no mercado. Com impostos atrasados, eu não tinha as certidões e não podia participar de licitações. Entrei em desespero! Trabalhava 15 horas por dia, já não ficava em casa, e passei a brigar muito com meu marido por conta das viagens, do tempo que eu não estava presente, das dívidas e de outros desentendimentos. Eu queria que ele me apoiasse e cobrava muito dele. Ele queria se afastar dos problemas. Um buraco muito grande se formou entre nós dois e decidimos nos separar.

Minha saúde cedeu. Descobri que estava com úlcera e hérnia de disco, além de ter fortes crises de sinusite e enxaqueca. Eu engordei bastante por conta da alimentação desregrada, da correria e da falta de exercícios físicos.

Deixei de ir para a empresa. Não sabia o que falar para os colaboradores e para os credores que ligavam sem parar. Eu me isolei em casa, esperando que um milagre pudesse acontecer a qualquer momento, que o dinheiro entrasse e aquele pesadelo acabasse. Dispensei a faxineira e deixei de ir ao salão de beleza porque não tinha dinheiro para nada. Meus filhos estavam "largados". Eu não contei aos meus pais porque sentia vergonha, afinal havia fracassado em todas as áreas da vida.

TUDO O QUE VOCÊ TEM, *conquistou* **A PARTIR DO QUE VOCÊ FAZ, E FAZ POR** *acreditar* **QUE PODE, ATRAVÉS DA CONSCIÊNCIA DE** *quem você é.*

DESPERTE A MULHER BRILHANTE QUE EXISTE EM VOCÊ

Fui diagnosticada com depressão. Eu estava com as saúdes mental e física danificadas, com minha vida pessoal, amorosa, profissional e financeira apoteoticamente falidas. Lembro-me muito bem de, no dia do diagnóstico, pensar tudo isso, olhar para o teto e falar: "Deus, por que isso está acontecendo? Eu fiz tudo certinho, nunca fui corrupta, tenho sido íntegra, é justo que eu receba, por que isso está acontecendo?". Eu culpava aquele furo financeiro por tudo e cobrava justiça da parte divina.

Foi um dia muito difícil para mim. Tudo o que eu havia construído tinha desmoronado: meu casamento, minha família, minha empresa, minha autoconfiança, minha autoestima, minha saúde física e emocional. Vergonha, revolta, fracasso e medo eram os meus sentimentos.

Agora vamos voltar ao exercício. Por que eu disse que o exercício de registrar sua história e suas conquistas salvou minha vida?

Naquele mesmo dia, por volta das quatro horas da tarde, comecei a escrever o que eu poderia fazer para ganhar dinheiro, afinal, eu tinha dois filhos para criar. Sem dúvidas, o amor por eles foi um fator decisivo para eu abrir os olhos e pensar em possíveis soluções. Eu posso trabalhar em outras empresas semelhantes à minha, posso trabalhar em hotéis, falo inglês, falo espanhol, tenho uma rede de contatos. Aquela lista abriu minha mente. Eu rapidamente concluí: posso voltar ao mercado de trabalho! Eu já comecei uma vez, posso começar de novo. Vai dar certo.

Isso me salvou. Eu lembrei que quando havia começado, tinha muito menos recursos, menos motivos, menos conhecimento e que poderia seguir. Na segunda-feira seguinte, fiz as ligações. Os fornecedores me atenderam, disseram que me ajudariam; nas empresas onde pedi emprego, disseram que me indicariam novos clientes, que me queriam como parceira e não funcionária; alguns colaboradores disseram que continuariam comigo. As coisas mudaram muito e rápido, não fora – as dívidas continuavam –, mas dentro de mim.

Por isso, eu digo: escreva todas as suas conquistas, tenha elas bem claras em sua mente. Escreva todos os seus feitos, faça uma lista de todas as suas habilidades. No dia D, na hora H, nos momentos de dificuldade, repita-as em voz alta, lembre-se de quem você é e de tudo o que já fez, porque se conseguiu fazer uma vez, consegue novamente. Você está preparada!

Isso é muito importante para aumentar a sua energia e criar a mente de vencedor, de quem vai fazer até conseguir. É muito comum falarmos: "se isso der certo...", mas ao falar isso, você já está considerando a possibilidade de dar errado. Substitua essa afirmação por: "quando isso acontecer...". Lembre-se: não basta se arriscar, é preciso dar tudo de si. Não vale a pena buscar o tesouro se você não se dedicar absolutamente em seu máximo para encontrá-lo. Ninguém quer chegar em segundo lugar e, para ganhar, temos de desejar – sem um desejo forte de ganhar, você já perdeu.

Volto a dizer, não me venha com "o importante é competir", essa é uma crença dos que foram derrotados. É preciso competir para poder ganhar, é competindo que se aprende a ganhar. Pense assim daqui pra frente.

INTERROMPA PADRÕES NEGATIVOS INTENCIONALMENTE

Um belo dia, ao acordar e levantar-se da cama, você escorrega e cai. Ou o dia começou e você recebeu uma notícia ruim. Ou pegou o celular e já tem inúmeras notificações com "pepinos" para resolver logo cedo. Ou você quebrou algo que gostava... Você então declara: "Hoje o dia vai ser daqueles". E, se você declarou e aceitou, certamente ele será.

O que você deve fazer quando isso acontecer é conscientemente, de maneira intencional, quebrar esse padrão negativo. Porque se não quebrar, ele continuará acontecendo. Padrões são assim, repetição de acontecimentos.

O que está em movimento tende a permanecer em movimento, e o que está parado tende a ficar parado. E o que queremos é que o positivo esteja em movimento e o negativo parado, e não o contrário, certo?

Por isso, é preciso interromper o padrão negativo, senão, no resto do dia, só enxergará, contemplará e receberá coisas ruins.

Normalmente as pessoas esperam o dia melhorar passivamente. Não, você não pode dar corda para o movimento negativo aumentar. Você dita o ritmo! Quando eu acordo, a primeira coisa que faço é declarar que o meu dia será bom. Na verdade, eu já durmo pensando que eu terei vários *insights*, que acordarei energizada, que o meu dia será maravilhoso, que eu me sentirei maravilhosa, com a saúde restaurada e com o corpo e a mente descansados.

Como disse, é preciso intencionalmente quebrar os padrões negativos, mas, além disso, blindar-se para não permitir que eles encontrem uma brecha para invadir. Boas maneiras de quebrar esses padrões são agradecer, verificar o que há de bom e de aprendizado em cada situação, conversar com pessoas alegres e positivas, assistir a vídeos ou ouvir músicas que a lembrem de momentos bons.

Lembro-me da turnê Mulher Brilhante de 2018. Eu ficava esgotada antes, durante e depois dos eventos. Eu pensava: existe uma carga espiritual sobre mim, muitas mulheres travadas, eu doo muita energia, fico exausta. Adivinha? Eu literalmente adoecia nos eventos. Contudo, naquele ano, uma grande mentora me ensinou o contrário. A autora Dirce Carvalho respondeu ao meu comentário sobre a exaustão: "Pois eu fico pilhada nos eventos, mas me sinto revigorada. Dou energia, mas recebo muito mais das pessoas, e, se estou fazendo o bem e destravando destinos, estou recebendo muito mais!".

Opa! Intencionalmente, passei a acreditar naquilo. Em 2019, fiz uma turnê muito, muito maior, palestrei em dezenas de eventos e minha energia só aumentou. Terminei o evento ótima, sentindo-me muito fortificada, feliz e pronta para a próxima.

Faça seu dia dar certo! E se ele insistir em colocá-la para baixo, levante-se e dê a volta por cima. Faça seu dia dar certo! Leve essa máxima com você sempre.

A MENTALIDADE DE UMA MULHER BRILHANTE

PROPÓSITO

Muita gente fica esperando o propósito chegar, mas eu acredito que devemos ir em busca do nosso propósito, fazer nossa missão acontecer. Você tem o poder de criar o seu futuro, não deixe que a vida a carregue, faça ela ir para o lugar em que você almeja estar. Você é a capitã do seu barco, não o deixe à deriva.

Quando dizemos que alguém fez algo "de propósito", queremos dizer que fez intencionalmente, "por querer". Tenha uma motivação que a faça querer levantar todos dias e fazer acontecer. Por que fazer o que você faz hoje? Reflita sobre isso e escreva nas linhas a seguir:

Qual o seu "porquê"?

DESPERTE A MULHER BRILHANTE QUE EXISTE EM VOCÊ

Por "quem" você faz o que faz?

Qual o seu "o que"?

A MENTALIDADE DE UMA MULHER BRILHANTE

Após esse exercício, você chegará a uma das conclusões a seguir:

1. Eu sei o que quero e não vou desistir até chegar lá!

2. Eu ainda não tenho clareza do meu propósito.

É importante ter um propósito definido. Lembre-se sempre do que você faz, por que faz e por quem faz. Quando o dia difícil chegar, essa é a motivação que a fará seguir em frente. Mas caso esteja no segundo grupo, fique calma, ainda vamos falar mais sobre propósito e você vai encontrar o seu. Você sempre pode mais do que acha que pode.

CAPÍTULO **TRÊS**

ÁREAS

DA VIDA

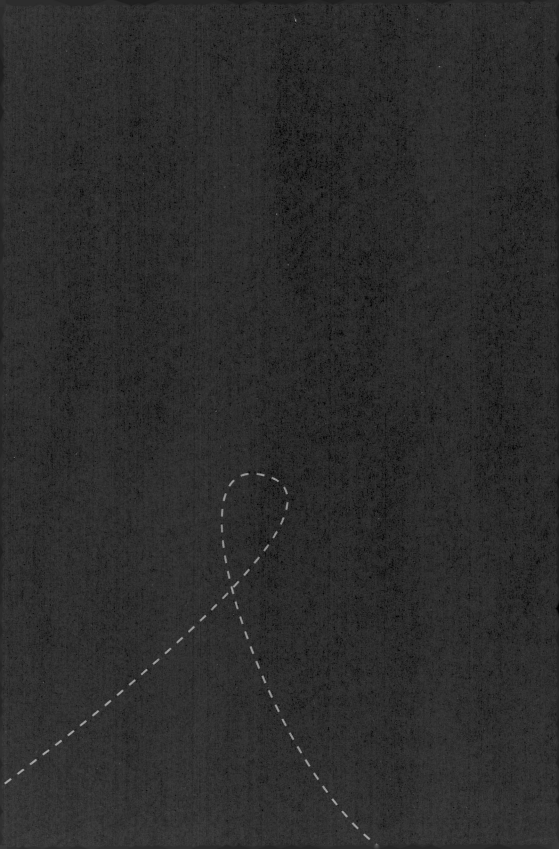

Todos nós temos sete áreas na vida que merecem atenção. São elas:

- **Realização pessoal e profissional;**
- **Realização financeira;**
- **Família, amigos e *networking*;**
- **Relacionamentos amorosos;**
- **Saúde física;**
- **Saúde mental;**
- **Vida espiritual.**

SETE PILARES DA VIDA
Prioridade e equilíbrio

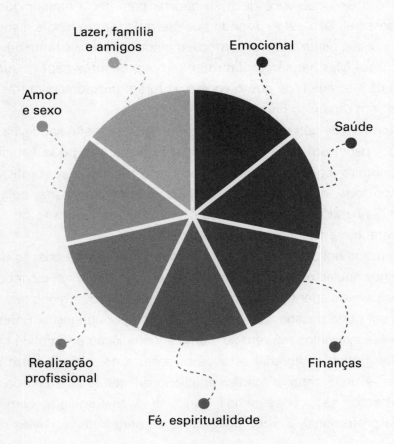

DESPERTE A MULHER BRILHANTE QUE EXISTE EM VOCÊ

Quando uma ou mais áreas está improdutiva, com problemas, esquecida ou negligenciada, o desequilíbrio afeta todas as outras e as coisas começam a ir mal, muito mal.

É um grande erro – e muito comum –, quando assumimos um papel que não tínhamos antes, nos perdermos em todos os outros. Por exemplo, quando se tem o primeiro filho e de repente, bum! "Eu sou mãe agora". Sim, é mãe, mas continua sendo mulher, filha, esposa, profissional, e tudo mais o já era antes ou queira ser. É impossível querer ter um único papel na vida. Escuto muitas mulheres dizendo: "Sou mãe em tempo integral", "Sou esposa", "Dona de casa", e tantos outros rótulos tão limitados.

Entenda, não estou dizendo que tem algum problema em você se dedicar ao seu lar e ser uma dona de casa. Se isso a faz sentir-se realizada, é a isso que você deve se dedicar para ser a melhor dona de casa possível. Não estou dizendo que é errado ter um filho e dispensar atenção a ele, ainda mais no começo, quando ele precisa tanto de você. Não é isso! Mas pense por um momento em quantos papéis, quantas partes da sua vida e de quem você é, já foram deixados para trás para "focar" em um único papel.

Nenhum de nós tem um único papel. Isso sequer é saudável. Você tem um papel em cada pilar da sua vida. Você não pode ser filha o tempo inteiro; coitado do seu esposo! Você não pode ser profissional o tempo todo; coitados dos seus filhos. É preciso transitar pela vida desempenhando seus papéis para cada ambiente. E é isso que a faz completa: um equilíbrio em todos os pilares.

Um dos nossos maiores erros é focar somente na criação dos filhos e nos anular, ou em seguirmos uma profissão que era o sonho dos nossos pais, ou adentrar um círculo de amigos com quem não tem afinidades por outra pessoa, ou frequentar lugares por obrigação. Enfim, todos esses exemplos referem-se a uma autoanulação em prol de outro.

Não podemos agradar a todos ou fazer tudo, esse é outro grande erro; é preciso ter e manter equilíbrio em todas as áreas da vida. Obviamente, não conseguimos equilibrar a maternidade com nossa vida profissional. E você deve estar se perguntando: "Mas não é

ÁREAS DA VIDA

justamente isso o que nos cansa? Termos de ser perfeitas e darmos conta de tudo?". Todas essas áreas são inerentes à vida de qualquer ser humano, homens, crianças e idosos. Mas os padrões mentais de perfeição, tão comuns nas mulheres, e que você impõe sobre si mesma, é que são o problema. O medo das críticas e a busca por ser a mulher perfeita criam essa necessidade de anulação nas nossas vidas.

Façamos assim, vamos pensar em como era a vida cinquenta anos atrás. Naturalmente as pessoas dormiam e acordavam cedo, alimentavam-se de maneira mais orgânica, pois ainda não existiam tantos alimentos ultraprocessados, exercitavam-se mais pois o lazer estava relacionado a atividades ao ar livre, trabalhavam, ficavam com seus filhos, vizinhos e família, frequentavam a igreja e oravam uma ou duas vezes na semana, socializavam na rua e assim seguiam a vida. Era assim que acontecia, não era?

Mas os desafios da vida moderna chegaram e precisamos nos adaptar. Contudo, os padrões de crenças e comportamentos que impomos a nós mesmas foram herdados dessa época, e não batem mais com a nossa rotina e com a vida atual. É exatamente por isso que estamos aqui, eu e você, para repensarmos algumas coisas.

Se você está doente, consegue energia e ânimo para produzir? Se está deprimida consegue ser funcional? Se seu filho, mãe ou amigo está passando por uma situação difícil, ou vocês estão brigados, o dia permanece o mesmo? Se você se sente sozinha, se passa por uma briga conjugal, acha que será seu melhor dia?

Há estudos de Harvard que comprovam que um divórcio corresponde a perda de um parente de primeiro grau (pais, irmãos ou filhos).[6] Lógico, é o luto de um grande papel, almejado durante toda a vida, o papel de esposa. Como alguém permanecerá profissionalmente inabalável?

E, se você não tem amigos, não tem vida social, não tem hobbies, como se sentirá? Para comprovar a importância do pilar social, não só

---

6 GZH. **Quando acaba...**, 3 mar. 2012. Disponível em: https://gauchazh.clicrbs.com.br/compor tamento/noticia/2012/03/fim-de-um-relacionamento-amoroso-se-assemelha-a-perda-da-morte -dizem-especialistas-3677448.html. Acesso em: 21 out. 2021.

DESPERTE A MULHER BRILHANTE QUE EXISTE EM VOCÊ

para o bem, um grupo de cientistas norte-americanos das universidades de Harvard, Brown e San Diego se dedicaram a pesquisar a influência das pessoas ao nosso redor no nosso estado civil, especialmente no divórcio.[7] E os resultados são surpreendentes: as pessoas têm chances 75% maiores de se divorciarem quando um amigo próximo toma essa decisão. Quando se têm vários amigos separados, essa chance sobe para 147%, em comparação às pessoas que estão casadas e têm amigos próximos com mesmo estado civil.

Se você odeia seu trabalho, se vive infeliz, se tem dívidas, como você acha que será sua vida? Se você não tem fé, não se conecta com Deus, como preencherá esse vazio existencial? Essas são áreas que nos completam, que nos mantém funcionando.

Eu precisei falar sobre mentalidade e crenças até aqui para que você pudesse entender o que a limita, erradicar esses problemas e destacar-se em todas essas áreas da sua vida, mas o real princípio para se tornar uma mulher brilhante é certamente administrar e evoluir em cada uma dessas sete áreas. E é isso que vou ensiná-la a partir de agora – e com a mentalidade correta.

NÃO PODEMOS AGRADAR A TODOS OU FAZER TUDO, ESSE É OUTRO GRANDE ERRO; É PRECISO TER E MANTER *equilíbrio* EM TODAS AS ÁREAS DA VIDA.

CAPÍTULO **QUATRO**

REALIZA
PESSOAL
PROFISS

ÇÃO
E
IONAL

Esse é um capítulo importante e eu gostaria apenas de acender algumas luzes, chamar sua atenção para alguns pontos essenciais, começando pela base. Desenvolvimento pessoal e profissional andam juntos. Ninguém cresce profissionalmente sem crescer individualmente primeiro. Qualquer negócio ou empreendimento é resultado da idealização, do engajamento e da ação de seu proprietário.

Você pode estar se perguntando: "E as pessoas que não têm um negócio?". Bem, a área profissional é onde você coloca seu dom a serviço do mundo. Sua profissão é sua missão. Quem não se dedica a sua missão, não segue um propósito, sente um vazio imenso dentro de si. Como já disse, anular-se para viver a vida dos seus pais, do seu esposo, dos seus filhos, será sempre estar à sombra daquilo que você foi chamada para ser.

Não se culpe por ter sua individualidade, sua identidade. Muito pelo contrário, entenda que não existe conciliar ou separar, existe apenas ser, fazer e ter. Colocar ou transferir a culpa e a responsabilidade para o outro também não resolve nada. Você é protagonista, única! Se não tiver motivação para fazer aquilo que somente você pode fazer, quem terá?

MOTIVAÇÃO

As pessoas estão sempre se queixando de desmotivação, cansaço, estresse, falta de resultados. A maioria está fazendo pelo motivo errado: pelo "ter". Mas ter não é o fim, é a consequência. Esperar passivamente por uma motivação é não ter as rédeas da sua vida. Motivação é um motivo para a ação, um porquê.

O que nos faz ter um porquê? A nossa capacidade de sonhar, de desejar melhorar e avançar, isso deve ser o que nos move. Viagens, conquistas pessoais, profissionais, bens, qualidade de vida, tempo com os filhos, mais condições para a família, uma instituição de caridade. O que a move? Quais são os seus motivos?

Alguém sem planos ou sonhos certamente será desmotivado, colocará a culpa em tudo ao reu redor, mas a grande verdade é que a chama de crescer, dentro dessa pessoa, está apagada. Uma visão de futuro, de onde quero chegar, de como estarei lá, com quem, com qual saúde, com qual mentalidade, isso motiva as pessoas!

Nos meus estudos, aprendi sobre o Ciclo do Sucesso, ou da Autossabotagem.

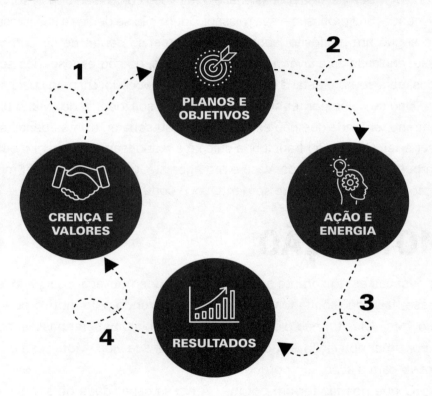

O fundador da Ford e do seu modelo de produção revolucionário para a época dizia que "se você acredita que pode ou que não pode, de qualquer maneira você está certa". A primeira coisa é acreditar. Se eu acredito, eu tenho planos, sonhos, objetivos e planejamento. Coloco energia nisso, me sinto motivado. Então eu faço, executo. Consequentemente, alcanço resultados, e fortalece ainda mais minha crença de capacidade. "Tá vendo? Eu não disse que conseguiria?".

REALIZAÇÃO PESSOAL E PROFISSIONAL

O contrário também é verdadeiro. Se você não acredita, não sonha, não planeja. Se não há planos, não há ação, e os resultados não aparecem. Nesse caso, em vez do Ciclo do Sucesso, você entra no da Autossabotagem. "Eu até tentei, mas não tive êxito", "Não falei? Não sirvo para isso!".

Você deve estar se perguntando: "Então, se eu não acreditar, já era, né? Como resolvo essas crenças?". Sim, certamente mudar/reprogramar as crenças é uma excelente maneira de mudar seus resultados também. E o melhor combustível para a motivação são os resultados.

Contudo, como eu disse, trata-se de um ciclo, não começa ou termina exatamente em um determinado ponto. Ou seja, mesmo que você ainda não acredite, pode começar em outro ponto. Por exemplo, os resultados. Se os resultados aparecerem, você não tem como questioná-los. Contra fatos concretos, não há crença limitante que persista.

É inegável que a ação gera resultados. Portanto, mesmo que você ainda não acredite, faça! O obstáculo que você não enfrenta vira seu limite. Lembra? Pense comigo, se sua motivação pessoal e profissional não for suficiente, qual é? Se não for por você, por quem?

CHEGAR NO TOPO

Como é alto o topo, não é mesmo? Ou, ao menos, deveria ser. De fato, há pessoas que não têm a ambição de ser as maiores, que vão dizer que está tudo bem, mas a falta de ambição é uma sentença de morte. Ou você está crescendo, ou está morrendo. Se não quer evoluir, está desmotivada, acomodada na sua zona de conforto.

O que é o topo? O ápice de uma escalada, completar a jornada, chegar no lugar mais alto, cumprir o objetivo. Nenhum alpinista inicia a escalada se não almeja completá-la. É até possível que o alpinista, desejando o topo, não o alcance, mas é impossível que, não o almejando, alcance. Não mirar o topo é uma sentença de morte, porque a impede de subir.

PERMANECER NO TOPO

Passada a ânsia de alcançar o topo, é muito comum uma queda. A verdade é que as pessoas querem tanto chegar no topo que se esquecem de

DESPERTE A MULHER BRILHANTE QUE EXISTE EM VOCÊ

se preparar para ficar lá. Um clássico exemplo são empresas que crescem muito rápido, repentinamente e sem planejamento ou processos. Pessoas que focam muito em marketing e vendas tendem a esquecer da gestão; pessoas que focam muito na gestão, tendem a esquecer do marketing e vendas. A empresa se torna um eterno gráfico de altos e baixos, porque o dinheiro entra, mas não fica. O crescimento sem bases sólidas, sem gestão, sem preparo, tende ao colapso.

Mas cuidado: nessa jornada ao topo, não apenas a má gestão pode fazê-la cair, existe também a autossabotagem. Em 2019, visitei uma aluna que tem um estúdio de massagem. Ela morava na parte de trás do estúdio e atendia na frente. Vivia e trabalhava em 25 metros quadrados. Sua vida amorosa não estava muito bem, nem sua saúde, nem o convívio familiar. Ela estava ali, lutando e sobrevivendo. Conversamos bastante, orientei-a em vários aspectos e a fiz prometer que quando eu voltasse ela estaria em condições diferentes.

Em 2021, ela me convidou para conhecer seu espaço novo. De fato, estava bem melhor. Ela estava morando em um apartamento legal, em um bairro legal, próxima ao estúdio, bem decorado e com recepção. Contou que estava namorando, havia emagrecido, e sua autoestima estava boa. E a agenda? Ela me disse que há alguns meses a agenda estava cheia, mas naquele momento tinha esvaziado um pouco. Contou que havia perdido tudo durante a pandemia de covid-19, e depois, em 2021, havia crescido muito rápido. Alugou o novo espaço, contratou uma assessora de redes sociais, a agenda ficou muito cheia e ela sentiu medo. Mas "era assim mesmo", disse, "estava acostumada a morrer e ressuscitar, como a fênix".

Depois de tudo o que você leu até aqui, já deve ter percebido que se você se ancora em um arquétipo como a Fênix e entende que deve ser como ela, o que vai acontecer é que precisará passar por altos e baixos para validar essa ideia.

Mas não para por aí, essa aluna confidenciou que temia ser grande e ter problemas com seu pai. Tinha medo de deixar de ser amada e protegida, medo da rejeição. "Mas o que uma coisa tem a ver com a outra?" Pense comigo, se ser independente faz com que seus pais não precisem mais protegê-la e supri-la, sua mente subconsciente pode pensar que você perderá a presença, o consolo, a proteção e o amor dos seus pais. Ela se autossabotava por esses medos irracionais. E não só ela, muita gente cai do topo por autossabotagem. Sua mente, tentando protegê-la, puxa você para trás.

BUSCAR TOPOS MAIS ALTOS

Cair não é o único destino de quem chega ao topo. Há muitas pessoas que se acomodam ali e passam a buscar desafios ainda maiores, não se contentam com o local onde estão. E o que leva uma pessoa a avançar cada vez mais é a visão. Como eu disse antes, o alpinista mais talentoso do mundo nunca escalará as maiores montanhas se não quiser, se duvidar, se ele se acomodar, se acreditar que é demais para ele ou que não é capaz.

A acomodação é um limite intransponível: não importa o talento, o esforço ou a capacidade de ultrapassar o obstáculo. É preciso acreditar e entrar em ação, mais do que isso, é preciso ambição para se manter em constante movimento, para avançar.

TRÍADE DA MOTIVAÇÃO

Como você já deve ter percebido, para brilhar cada vez mais, você precisa de combustível. O brilho de uma estrela vem de dentro. Mas como permanecer no topo e se preparar para topos maiores? Como manter o meu brilho e encontrar esse combustível para brilhar ainda mais?

Existem três coisas que, juntas, produzem esse combustível interno, e que eu chamo de Tríade da Motivação: pensar, sentir e agir. Descobri essa tríade em minhas formações em Programação Neurolinguística (PNL) e uso desde então, além de ensinar nos treinamentos de alto impacto e performance que ministro no Instituto Gama. Agora vou ensiná-la a você!

O primeiro passo é pensar, imaginar, criar. Sua mente não sabe o que é real ou imaginário, age por conceitos e objetivos antes visualizados. Portanto, é importante que você alimente esse recurso. É por isso que as pessoas costumam fazer mural dos sonhos, indução de ponte ao futuro e visualização. Existem diversas teorias que defendem que pensamentos são ímãs, a física quântica, a lei da atração, a cocriação e até a descrição bíblica de fé. Acreditar, ter a certeza de algo, mesmo antes de acontecer.

Viver como se já fosse real faz parte do segundo passo: sentir. Não só visualizar e criar, mas sentir como se já existisse de fato, agradecer, sorrir, chorar de emoção com essa imagem mental. Ter a certeza do que se espera e a convicção de que acontecerá. É o que algumas teorias chamam de emotizar. Para isso, é importante o exercício das afirmações positivas.

O último passo é agir, buscar a concretização, tirar as ideias do papel, planejar. Por isso é importante o exercício de registrar as conquistas e resultados, para ter mais liberdade e autonomia para criar, desejar, sonhar. E aqui voltamos ao Ciclo do Sucesso. O comportamento é o resultado de uma crença, mas o contrário também pode existir, comportamentos reiterados que geram resultados e podem, certamente, reprogramar crenças limitantes.

Um recurso importante para agir é a fisiologia, a postura. Olhe pra cima, ombros abertos, peito estufado, punhos cerrados ou mão na cintura, passos firmes e largos, músicas alegres. Ombros pra dentro, corpo encolhido, cabeça baixa não são sinal de autoconfiança e ação; se seu corpo expressa isso, sua mente responde a isso.

Use sua mente, seus sentimentos e seu corpo em prol da realização dos seus objetivos. Você é um ser trino e precisa aprender a usar todo esse poder que existe dentro de você de maneira completa. Quando dominar essa tríade, nenhum obstáculo será capaz de pará-la!

OS SEIS MEDOS DO SER HUMANO

Muitos são os obstáculos que aparecem no caminho e tentam impedi-la de chegar ao topo. Alguns deles, que merecem especial destaque, são os medos. Segundo o escritor americano Napoleon Hill,[8] todo ser humano tem seis medos universais:

---

8 HILL, N. **A Lei do Triunfo**. Rio de Janeiro: José Olympio, 2014.

CONTRA
fatos
concretos,
NÃO HÁ
CRENÇA
LIMITANTE
QUE PERSISTA.

MEDO DA DOENÇA

Algumas pessoas vão dizer que esse medo existe porque a doença pode levar à morte, mas a grande verdade é que não queremos perder nossa independência. Não queremos ficar inválidos, perder nossas capacidades, nossa beleza. Certamente você já ouviu alguém dizer: "eu prefiro morrer do que...". As pessoas não querem ficar doentes, porque doentes são isolados, esquecidos, alvos de dó, não produzem etc.

MEDO DA MORTE

Esse medo, assim como o da doença, não está relacionado a perder a vida, mas ao que acontece depois dela. As pessoas não querem morrer porque temem a dor da morte. "Terei uma morte rápida e indolor?", "Não posso morrer agora não, se eu morrer agora não vou pro céu". Esses são os dois medos da morte: dor física e condenação eterna.

MEDO DA SOLIDÃO

Nós somos seres grupais, queremos pertencer, tememos o abandono. É por isso que muitas pessoas se sujeitam a relacionamentos abusivos (conjugais, familiares e de amizade também), anulam-se para não ficarem sozinhas.

MEDO DA VELHICE

Nós gostamos de ser elogiados, desejados, de nos sentirmos jovens e atraentes. Não é à toa que um dos maiores mitos históricos é a fonte da juventude – o mercado da estética que o diga, há anos um dos que mais cresce no mundo. A beleza está associada à juventude e à vitalidade, isso nos garante um parceiro, nos garante a procriação. Esse pensamento milenar e se instalou no seu cérebro reptiliano: os fortes são os jovens e que podem procriar, por isso tememos envelhecer.

MEDO DA POBREZA

O que instiga o medo da pobreza é a aflição pela falta de recursos financeiros. As pessoas têm medo de não ter, de faltar. É a base de todo sentimento de

REALIZAÇÃO PESSOAL E PROFISSIONAL

escassez, o oposto da abundância. Racionalmente, ser incapaz de gerar riqueza deveria nos assustar muito mais do que não ter dinheiro. No entanto, não é assim que o subconsciente entende. Pessoas com esse medo exacerbado estocam comida e estão sempre com medo de uma peste mundial ou qualquer calamidade. Esse medo é o que nos faz garantir o mínimo.

MEDO DA REJEIÇÃO

Medo do fracasso, da crítica, da exclusão de um determinado grupo. Somos seres sociáveis, temos a necessidade antropológica de pertencimento a uma tribo. Por isso, o medo angustiante de não conseguir realizar isso é comum na humanidade. O medo da rejeição nos faz, por vezes, aceitar menos do que merecemos pelo medo de não termos nada. Ele diminui a nossa régua, os nossos parâmetros. Isso é muito comum em relacionamentos amorosos, por exemplo. Não é um processo consciente, o seu cérebro não pensa: "Ah, vou aceitar esse homem que nem é tão bom assim, mas é melhor do que ficar sozinha". São padrões subconscientes, causados por crenças estipuladas e enraizadas que devem ser tratadas.

Para você ter ideia de como este medo está presente no dia a dia, o medo de falar em público vem em primeiro lugar no ranking, superando o medo da morte. E o que falar em público tem a ver com rejeição? Ora, "o que vão pensar?", "Será que vão gostar?", "E se alguém me criticar, disser que não estou preparada?". Esses pensamentos dão início à síndrome da impostora e ao perfeccionismo. Na sua mente, você nunca será boa o suficiente, não importa o quanto treine ou se desenvolva, porque sempre alguém irá criticá-la, e, temendo isso, deixa de agir.

DOMÍNIO DO MEDO

Existe um ditado que diz que a mesma cerca que nos protege, nos prende. A verdade é que a linha que separa a autopreservação da paralisação é muito tênue, e é necessário sabedoria para distinguir uma situação da outra.

O medo é importante para a nossa sobrevivência. Ele nos proporciona gestão de riscos, nos impede de fazer aquilo que oferece ameaça à nossa sobrevivência, nos dá adrenalina, nos fortalece para enfrentar possíveis perigos. Sem ele, você põe sua mão no fogo e a queima, atravessa uma rua e é atropelada.

O medo é uma excelente ferramenta, e como toda ferramenta, pode ser manuseado. Por ser uma emoção subconsciente, nós não podemos controlar quando o sentimos, mas podemos controlar nossas ações diante dele. Ou seja, não podemos acabar com o medo.

Aprendi com o grande autor e treinador motivacional T. Harv Eker que o medo é como um cão feroz, você o cria e ele rosna para você. O que você faz? Mata o cão? Some com o cão? Esconde o cão? Convive com o pavor do cão? Qual dessas opções parece ser a melhor para você? A grande maioria das pessoas só pensa nessas opções, mas existe uma muito melhor: adestrá-lo, dominá-lo. Assim, ele vai servi-la, protegê-la, você poderá contar com ele quando for preciso e saberá fazer com que se acalme e fique quieto quando não.

O mesmo deve acontecer com o medo. Você deve dominá-lo a ponto de que ele esteja ali para protege-la e, quando você perceber que ele a está paralisando ou ameaçando, você pode coloca-lo no seu lugar e agir apesar do medo.

AS SEIS NECESSIDADES DO SER HUMANO

Todo ser humano tem sete áreas da vida, seis medos universais, e também seis necessidades. Ascender pessoal e profissionalmente exige muito autoconhecimento, e parte dele você adquire entendendo cada um desses pontos.

Quando eu estava paralisada na cama, em depressão, passei os piores dias da minha vida, sentia-me inútil. Quando eu decidi sair daquela situação, prometi que jamais voltaria ali novamente e, para isso, sabia que para avançar precisava me desenvolver. Parei de buscar respostas do lado de fora, parei de investir no tratamento dos sintomas, e mergulhei em uma busca por autoconhecimento e desenvolvimento pessoal.

REALIZAÇÃO PESSOAL E PROFISSIONAL

Eu sabia que o que me fizera chegar naquele ponto, além da falta de maturidade e conhecimento técnico para lidar com a situação, também havia sido minha falta de inteligência emocional, de autocontrole, de autoestima e minhas crenças limitantes. E eu identifico o mesmo diariamente nas mulheres que passam pelos meus treinamentos. Por esse motivo é importante que você tenha consciência que, se não deseja uma vida melhor, se não deseja ardentemente evoluir, você precisa procurar ajuda. E se você deseja, mas não sabe o que a impede, é importante continuar lendo esse livro. Vamos lá!

Todo ser humano tem seis necessidades, que se manifestam em intensidades diferentes para cada um. Entenda, todos nós, sem exceção, temos as seis, mas individualmente selecionamos algumas que conduzem nossas ações e objetivos, e a ordem hierárquica dessas prioridades determina a direção da sua vida. São elas:

CERTEZAS

Segurança é um conceito impossível de ser alcançado, mas buscamos por ela o tempo todo. "Eu quero um emprego que me dê segurança...", "eu quero alguém que me faça sentir segura...", "eu quero ser uma mulher segura". Estabilidade e segurança não existem na prática, então por que as buscamos tanto? Porque a segurança não traz dor e nós não queremos sentir dor. Não queremos nos sentir vulneráveis. Por isso tentamos alcançar o perfeccionismo: para não sermos criticados. Daí nos contentamos com os empregos que garantem a subsistência, por isso o "pingar e não faltar". Segurança! O cantor Renato Russo já dizia: "toda dor vem do desejo de não sentirmos dor".[9]

INCERTEZA

Da mesma forma que queremos segurança, não queremos monotonia. Veja, se alguém tem a certeza de que o outro está interessado em si,

---

9 QUANDO o sol bater na janela do teu quarto. Legião Urbana. *In:* AS QUATRO estações. Rio de Janeiro: EMI, 1989.

o que faz? Pisa! Se um colaborador tem a certeza de que seu chefe depende dele, desengaja-se. Se ele não sente o risco de ser demitido, desmotiva-se. Faz parte do ser humano.

Não queremos um relacionamento que caia na rotina, não gostamos das mesmas coisas sempre. Temos a necessidade da incerteza, do risco. E algumas pessoas exageram nessa necessidade, vivem do vício na adrenalina, do incerto o tempo todo.

SIGNIFICADO

As pessoas matam e morrem por significado, valores e crenças – esporte, política e religião, por exemplo. O ser humano tem uma necessidade muito grande de credos, de porquês, de motivos pelos quais pensar, agir, desistir, dizer sim ou não. São balizadores da vida, e sem eles a vida não tem direcionamento.

FAZER PARTE

Somos seres grupais, acostumados a viver em povos, em comunidade, e dentro dela precisamos ter o nosso lugar, sermos reconhecidos, ouvidos. Sociedade, grupos de amigos, família e, ainda mais restrito, um relacionamento amoroso, provêm dessa necessidade. Desejamos ser amados, desejamos nos sentir únicos e especiais.

CRESCIMENTO

Crescimento é o combustível da vida. Na natureza, ou se está crescendo ou morrendo. Não existe platô. Se não há crescimento, há dúvida, tristeza, desânimo. Primeiro queremos amigos, depois reconhecimento, liberdade, relacionamento, profissão, família, realização pessoal, estamos sempre amadurecendo, evoluindo. Quando o crescimento para, entendemos que estamos morrendo. Não queremos morrer, por isso, nos desafiamos o tempo todo.

CONTRIBUIÇÃO

Se temos a necessidade de fazer parte e sermos únicos, queremos também deixar a nossa marca, nosso legado, sermos lembrados. Existem

REALIZAÇÃO PESSOAL E PROFISSIONAL

várias formas de fazer isso: caridade, filantropia, herança e legado. Por isso, busca-se o propósito, o porquê de acordarmos todos os dias e fazermos o que fazemos.

AUTOESTIMA

Vamos falar sobre autoestima de uma maneira diferente da que talvez você esteja habituada. A autoestima não tem a ver com estética e aparência física, mas com o seu interior. Os pilares da autoestima são:

AUTOCONHECIMENTO

Um aforismo grego famoso é: "conhece-te a ti mesmo". Você é melhor do que qualquer outra pessoa para se conhecer, apenas você conviveu 24 horas por dia consigo desde seu nascimento.

Conhecer-se é uma habilidade primordial e de onde derivam todas as outras. Você sabe o que a torna mais produtiva, como reage mediante certas circunstâncias, o que a deixa feliz e animada e deve utilizar todos esses conhecimentos a seu favor. Se analisa os altos e baixos da sua vida, em que circunstâncias ocorreram e como você reagiu, poderá manter-se mais próxima dos "altos" por mais tempo.

Além disso, só é possível vender, persuadir, fazer *networking*, se você consegue entender o outro, se colocar no lugar dele, ser empática, o que só consegue se tiver autoconhecimento.

AUTODESENVOLVIMENTO

Se você se conhece bem, sabe aquilo em que é boa e aquilo em que você precisa melhorar. Também sabe se posicionar, receber *feedback*s, evoluir. Devemos buscar a excelência sempre, a nossa melhor versão. Para isso, devemos sempre focar no positivo, naquilo que somos bons e não no que não somos, no que temos e não no que nos falta, e desenvolver ainda mais essas nossas habilidades.

O autodesenvolvimento está diretamente ligado à inteligência emocional, à autorresponsabilidade, à resiliência. Desenvolver-se como pessoa, ser mais empática, perdoar, ser grata, evoluir, dia após dia.

AUTOACEITAÇÃO

Conhecendo-se e desenvolvendo-se, você saberá se posicionar naquilo em que é de fato boa e admitir coisas de que não gosta ou não te fazem bem. Você é única. Não deve e nem precisa se comparar, mas aceitar você mesma com suas qualidades e defeitos, mesmo que constantemente lute para minimizá-los através do autodesenvolvimento.

Ao se aceitar, você para de perder tempo querendo viver uma vida que não é sua ou que não foi feita para você, desenvolvendo habilidades que talvez nem sejam necessárias, sejam difíceis e que você não tem. Alguém tem essas habilidades e pode ajudá-la. E provavelmente você tem o que outras pessoas não têm. Isso é o equilíbrio social. Existem as magras e as gordas. As morenas, as loiras e as ruivas. As altas e as baixas. E existe espaço para todas!

A autoestima, por fim, é o conjunto dos três processos anteriores que, juntos, trabalham em prol da sua identidade. Não ser manipulada, nem manipuladora. Não ser triste pelo que você não é, mas grata pelo que é. Errar, pedir desculpas e aprender com o próprio erro. Cuidar de si mesma. Ser orgulhosa de quem você é e de quem se torna a cada dia. Estar convicta de suas habilidades, aptidões, qualidades. Ser produtiva e receptiva. Competitiva consigo mesma e com os seus resultados, não com as pessoas. Como disse, a autoestima tem a ver com o interior, e não com o exterior; é um trabalho da mente.

Nossa mente, entretanto, por vezes não sabe diferenciar o real do imaginário, e em alguns casos nos prega peças. Em casos assim, desenvolvem-se distúrbios, como por exemplo, a anorexia: a pessoa está magra, mas se enxerga gorda e todo o corpo entende isso e inibe a fome.

O contrário também é verdadeiro, graças a Deus. Podemos utilizar essa característica da mente para transformar positivamente nossas ações. Se o dia não está legal, se você acordou desanimada, se está sentindo a imunidade cair, coloque sua melhor roupa, uma maquiagem, arrume o cabelo, coloque seus acessórios, perfume-se e olhe-se no espelho. Sinta-se saudável, linda, poderosa e brilhante. Você estará comunicando isso ao seu cérebro e estimulará a produção de hormônios do bem-estar e da alegria.

Sentir-se bem, amada, aceita, útil, convicta de quem você é e da sua identidade a transforma por dentro e por fora, e mesmo que as dificuldades do dia a dia se apresentem, você conseguirá controlá-las. Quando você trabalha tanto para si quanto para os outros, torna-se imparável.

Existe uma máxima na neurolinguística que afirma: "você não é seus pensamentos, você é o observador dos seus pensamentos". Aprender a se analisar e, em seguida, combater o que existe de ruim na sua mente permite que você aja com base na realidade. Saber a diferença entre "meu trabalho foi horrível" e "eu poderia ter sido melhor em determinado ponto" é uma maneira muito mais saudável de se autocriticar.

Para finalizar este capítulo e entender como está a sua autoestima, proponho o exercício a seguir de Escala da Autoestima.

Dedique-se a esse exercício, pois ele irá ajudá-la a deixar de se comparar, de se autossabotar e de se limitar para que se torne plena e brilhante!

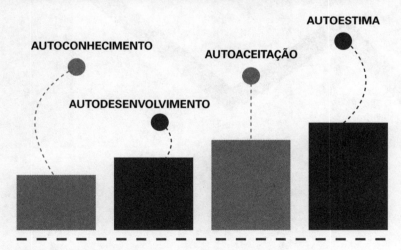

FAÇA A ESCALA DA AUTOESTIMA

AUTOCONHECIMENTO
AUTODESENVOLVIMENTO
AUTOACEITAÇÃO
AUTOESTIMA

Escreva cinco itens para cada um dos conceitos. Quem você é (autoconhecimento)? No que precisa melhorar (autodesenvolvimento)? O que a torna única (autoaceitação)? E, por fim, qual o seu papel no mundo?

DESPERTE A MULHER BRILHANTE QUE EXISTE EM VOCÊ

PILARES DA AUTOESTIMA

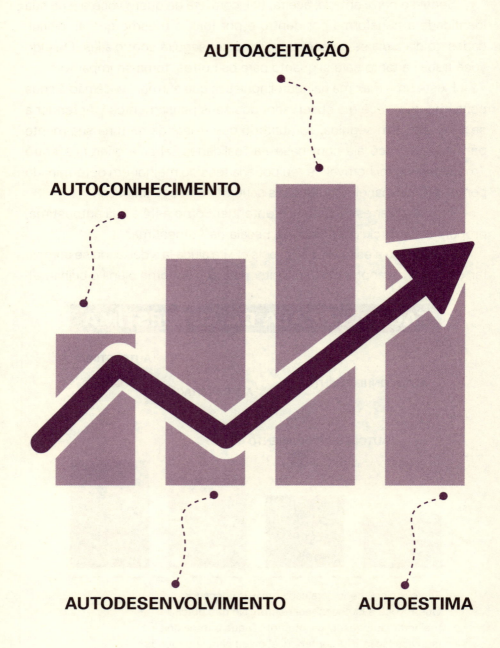

REALIZAÇÃO PESSOAL E PROFISSIONAL

CAPÍTULO CINCO

SUCESSO

FINANCEIRO

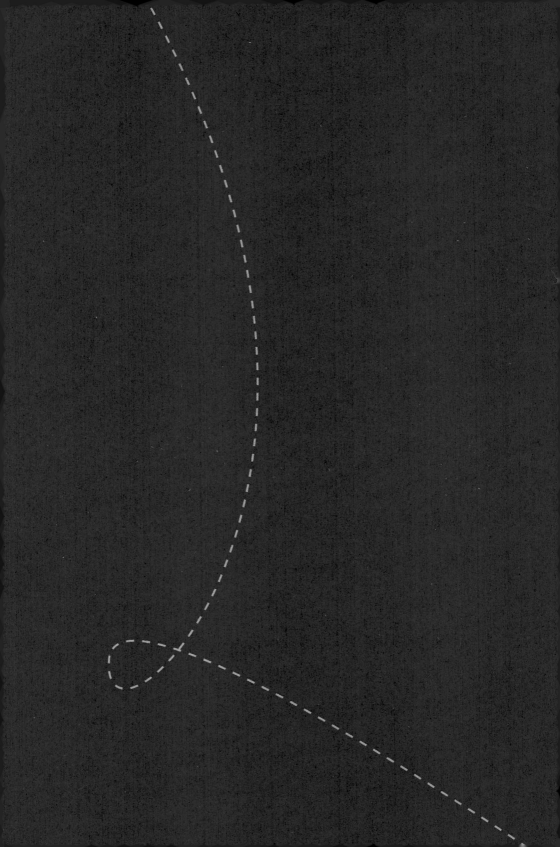

O DESEJO DE SER GRANDE

Já falei e volto a repetir até você internalizar esse conceito: a primeira coisa para se conquistar algo é desejar conquistá-la! Um desejo ardente produz energia para a ação, que leva aos resultados. Ponto! Para brilhar você precisa desejar com todas as suas forças aumentar seu brilho. E não há motivação, autoconfiança e resultados sem ambição, sem vontade de conquistar e de crescer.

No famoso livro *A Arte da Guerra*,[10] Sun Tzu afirma: "Erguer um fio de cabelo de um bebê não é sinal de grande força; ver o sol e a lua não é sinal de visão aguçada; ouvir o som do trovão não é sinal de ouvido apurado". Quando li isso pela primeira vez, pensei: o que ele está descrevendo aqui? Feitos comuns, ordinários, uma pessoa que vive apenas daquilo que a vida lhe oferece. Uma pessoa que vive, no máximo, na média.

Na prática, qual é o problema de viver na média? Independentemente do que você pense sobre isso, a lei da semeadura permanece inabalável. E o que é isso? É saber que, para colher frutos extraordinários, você deve plantar sementes extraordinárias. Para ser uma mãe extraordinária, uma empresária extraordinária, uma esposa, mulher, filha, profissional extraordinária, é preciso cumprir esse papel com excelência e buscar sempre se desenvolver.

Ninguém faz algo relevante sozinho, ninguém faz algo relevante que não venha à tona, não se acende uma vela e a coloca embaixo da mesa. Não há nada de belo, humilde e nobre em brilhar pouco. Acredito veementemente que ninguém veio ao mundo para não deixar e imprimir sua marca nele.

Um dia eu já pensei assim. Eu me lembro de quando fiz o Empretec, programa de empreendedorismo do Sebrae, em 2005. A entrevistadora

---

10 TZU, S. **A arte da guerra**: os 13 capítulos originais. São Paulo: Novo século, 2015.

me perguntou: "Onde você se vê em cinco anos?". Minha resposta foi: "No mesmo lugar. Eu moro bem, tenho um casamento bom, ganho o suficiente para vivermos sem nenhuma necessidade, se as coisas continuarem assim já está muito bom, né?!". Ela retrucou: "E se as coisas melhorarem ainda mais?", e aquilo me deixou pensativa.

Eu achava que era bem sucedida e próspera, mas na verdade eu tinha um grande pensamento de escassez. Pensava: *pra que pedir mais do que já tenho?* Estava condicionada a pensar em não perder, não em crescer.

A VIRADA

O momento de virada se deu quando eu fali. O que eu tinha não foi multiplicado, bem gerido, porque eu não entendia de fato o que administrava e como o retorno chegava até mim – e não dava um bom fim ao dinheiro.

Durante dois anos, as dívidas me consumiram, tiraram minha paz. E depois, pelos três anos seguintes, tive de administrar essa má gestão, precisei aprender na dor que a zona de conforto faz a gente regredir. Por dois anos, fiquei completamente estagnada, esperando uma solução externa, fora do meu esforço e do meu controle. Até que decidi me reerguer, arregaçar as mangas, conquistar tudo de novo e fazer certo dessa vez. E, nos anos que se seguiram, consegui administrar as dívidas anteriormente adquiridas e ainda crescer.

Qual a solução para quitar dívidas? Você poderia responder: "Gastar menos". De fato, não está errada, mas mais correto seria ganhar mais.

Quando eu quebrei, decidi que precisava fazer algo diferente para dar a volta por cima, mudar aquela realidade e mais: aprender para não voltar novamente para aquela situação. Decidi empregar parte do que eu ganhasse em livros, cursos, mentorias, eventos e imersões. Fiz muitas formações e me cerquei de pessoas que expandissem minha mente. Estudei gestão de pessoas e processos, gestão empresarial e também das emoções – eu sabia que tudo foi ainda pior porque eu estava frágil emocionalmente e me paralisei. Fiz *coaching*, PNL, psicologia

SUCESSO FINANCEIRO

positiva, psicologia comportamental, psicanálise, hipnose. Estava decidida a evoluir. E foi em um desses cursos que uma chave financeira virou na minha vida.

Alguns anos antes, em meados de 2008, eu me reuni com um parceiro de negócios para falarmos sobre crescer, sobre nos juntarmos e termos mais clientes. Ele havia trabalhado por cinco anos na empresa do sogro, o casamento não deu certo e ele tinha resolvido abrir a própria empresa. Durante mais ou menos uma hora, ele me falou sobre a energia que colocava naquele negócio, dos seus sonhos ambiciosos. Eu perguntei quais eram os objetivos dele, o que simbolizava o sucesso para ele e como saberia que o havia conquistado. Sua resposta foi: "Quero ter meu avião particular e ir almoçar na Argentina, se eu quiser". Na hora eu pensei: *que cara tosco!* E pensei isso, primeiro, porque concluí que era impossível, segundo porque achei fútil. Depois desse dia, ele prosperou muito, muito mesmo, mas eu me afastei dele porque não tínhamos os mesmos valores, eu não buscava o dinheiro, o retorno financeiro em escala elevada.

Anos depois, em 2015, ainda me recuperando de todos os problemas pelos quais havia passado nos anos anteriores, eu fui a um TED Talk da Melinda Gates. Em uma entrevista, ela contou que a Fundação Gates (a maior entidade filantrópica privada do mundo) havia doado dezenas de bilhões de dólares – sim! Bilhões! Com B! Dezenas deles! – para causas humanitárias. Desde o ano 2000, quando foi fundada, a Fundação Bill e Melinda Gates investiram 53,8 bilhões de dólares (o equivalente a 278,8 bilhões de reais) em projetos e iniciativas relacionadas à saúde global e à redução da pobreza, e nos últimos anos Melinda também tem hasteado a bandeira da igualdade de gênero e do empreendedorismo feminino.

Lembro-me bem de, nessa entrevista, o entrevistador falar: "Mas isso é metade da sua fortuna!", e ela responder: "De que vale o que conquistamos senão para melhorar a vida das pessoas?". Aquilo foi uma faca nas minhas costas. Imediatamente, lembrei-me daquela conversa em 2008. É óbvio, se o dinheiro servisse apenas para me dar conforto, talvez existisse um limite, mas se serve para ajudar outras pessoas, para poder empregar colaboradores, para trazer inovação, crescimento e expansão, ele nunca terá um limite ou será o bastante para fazer o bem. Nesse contexto, contentarmo-nos com o que temos não faz crescer um ecossistema de desenvolvimento a nossa volta, expandir é o lema.

Eu me vi como alguém dentro de uma caixa, e não como uma fonte que transborda e alimenta outras fontes. Aquela palestra acendeu um brilho diferente em mim. Até então, eu estava presa dentro de conceitos que me faziam parar de desejar crescer para não tirar de alguém a possibilidade de ter. Talvez, na minha mente, fosse pecado desejar mais. Contudo, meu maior erro foi enxergar o dinheiro exclusivamente como fonte conforto e subsistência, porque dessa forma eu não precisaria produzir mais, eu deveria me contentar com a produção que já tinha e lutar para não a perder.

Você pode ser escrava de muitas coisas, dívidas, crenças, medos ou incertezas, mas de todas a maior prisão é a pobreza, que realmente priva a sua liberdade de poder escolher o que quer ou não. Quando você pode morar em algum lugar, mas não o faz porque não quer, é livre. Quando você precisa morar em algum lugar porque é o único que seu dinheiro pode pagar, quando precisa se sujeitar a algo com que não concorda, pois é dali que vem seu sustento, isso é pobreza.

A pobreza retira dos homens a capacidade de raciocinar e os torna presa fácil para os problemas e adversidades da vida. As pessoas que têm mágoa dos ricos porque acreditam que sua fortuna é o motivo da falta dos outros ainda não entenderam como tudo funciona. E eu pensava assim. As riquezas e recursos financeiros do mundo são infinitos.

Hoje, existe no mundo o dobro de dinheiro que existia há dez anos. Antes o mundo se baseava em escambo, depois em ouro, papel-moeda e agora caminha para a moeda digital. Não há limite para esse crescimento, ele é infinito.

Um estudo[11] propôs que se toda a riqueza do mundo fosse dividida igualmente entre as pessoas da face da terra, cada pessoa teria, em média, 50 mil dólares – pouco para alguns, muito para a maioria. Mas, em até três

---

11 CREDIT SUISSE. **Global Wealth Report**, 1 jun. 2021. Disponível em: https://www.credit-suisse.com/about-us/en/reports-research/global-wealth-report.html. Acesso em: 21 out. 2021.

anos, a riqueza voltaria para as mesmas mãos, porque a grande maioria gastaria tudo rapidamente e algumas poucas pessoas abririam negócios, criariam soluções, meios de rendimento e administração dessas riquezas e empregariam quem gastou até o último centavo, ou prestariam serviço para quem não gastou deliberadamente, mas também não investiu ou multiplicou a renda. Quantas histórias você conhece de pessoas que ganharam na loteria, ou receberam uma grande herança, e perderam tudo rápido?

A miséria gera mais miséria, um abismo chama outro abismo, e riqueza gera mais riqueza. Se alguém decide empregar riqueza em uma construção, as pessoas que trabalharem ali, a cidade e todo o ecossistema ao redor crescerá. Eu acredito que algumas cidades do Brasil tornaram-se ricas porque empresas ricas decidiram se instalar em suas terras, geraram empregos, impostos e avanço da economia local.

Uma iniciativa como essa mobiliza muito mais e tem muito mais influência na vida das pessoas do entorno do que a caridade – que é apenas uma medida imediatista. Viver do favor e receber as coisas de graça não traz dignidade para ninguém, muito pelo contrário. Quando você recebe algo de graça, significa que não fez por merecer. Imagine alguém que vive na pobreza, como você acha que é o seu grau de merecimento? Como você acha que ela se avalia? Quanto essa pessoa se acha capaz?

Quando eu vejo alguém orando por aquilo que deveria conseguir com seu próprio esforço, eu tenho a certeza de que aquela pessoa é pobre. A pobreza não está fora, está dentro das pessoas. A palavra pobreza vem do latim e, em sua origem, significa "quem produz pouco". Pobreza é falta de produtividade. Outras pessoas podem fazer muito por você, Deus pode fazer tudo por você, menos a parte que lhe cabe.

Com esse estudo, que comprova que toda a riqueza do mundo levaria apenas três anos para retornar às mãos das mesmas pessoas que a detém hoje, podemos chegar a duas conclusões:

1. **As pessoas que acreditam merecer retorno sem nunca terem feito esforço para o conquistar são as pessoas de mente pobre. A pobreza de suas vidas é apenas um reflexo da pobreza de suas mentes.**

DESPERTE A MULHER BRILHANTE QUE EXISTE EM VOCÊ

2. Adquirir riquezas não está diretamente relacionado a horas de trabalho ou esforço interminável, mas a mentalidade e inteligência financeira.

Na escola, as crianças não são ensinadas a serem independentes e livres, mas a repetir dogmas, conceitos e padrões. A elas, apenas uma meia-dúzia de profissões são apresentadas como oportunidades de serem bem-sucedidas. Elas são ensinadas a pensar dentro da caixa.

Além disso, poucas pessoas permanecerão tentando após fracassar duas ou três vezes; outras desistirão. E se cada fracasso traz consigo a semente de aprendizado e amadurecimento, são pouquíssimas as pessoas dispostas a evoluir ao continuar fazendo e tentando, porque 90% cede.

A verdade é: se hoje você faz o que a maioria das pessoas não quer fazer, anos depois poderá fazer o que a maioria não pode. Nós, adultos, não fazemos o que queremos e gostamos, fazemos o que é preciso. Um futuro glorioso é construído na disciplina do presente.

COMO FAZER DAR CERTO

Muitas pessoas acreditam que o caminho para o sucesso está ligado à sorte ou a alguma grande ideia, que existe uma fórmula milagrosa para ficar milionário e, pior ainda, que o sucesso está ligado a dinheiro e status. É claro que a expectativa de crescer e ser próspero compreende, em algum nível, o fato de gerar riqueza, mas se você pensa somente em dinheiro, ele não chegará até você.

Por isso, este capítulo pretende tratar de algo que vai além de ganhar dinheiro: atitudes e hábitos que farão você ser perene, orgânica e sustentável, e não falamos de meio ambiente, e sim de uma vida inteira de sucesso.

Conheço muitas pessoas que ficam ricas e quebram, ficam multimilionários e quebram. Você conhece gente assim? Em dezenove anos empreendendo, tive altos e baixos, mas minha trajetória é contínua, sabe por quê? O dinheiro não nos pertence, mas nossas atitudes sim, e elas farão o dinheiro chegar até você.

SUCESSO FINANCEIRO

Existem pessoas que não são constantes, elas envidam esforços e, quando uma porção de dinheiro lhes chega, acham que continuará chegando sem que continuem fazendo esforço. E sabe o que acontece? Ele acaba, e elas se endividam. O dinheiro é seu escravo ou você é escrava dele? Mas como fazer os ganhos serem contínuos? Transformando suas pequenas ações em comportamentos e em hábitos. Ações de gastar menos, de ganhar mais, de investir.

Temos também outro tipo de pessoa: o que pensa ser incapaz de atingir certos patamares e tem crenças limitantes de que nunca chegará lá. Isso acontece, talvez, porque essas pessoas pensam que sucesso é sorte ou predestinação. A verdade é que o sucesso está disponível a todos e com algumas atitudes que envolvem perseverança, crença em si mesmo, rompimento de barreiras, controle emocional e financeiro, expansão de *mindset*, entre outros, você verá que, sim, é possível.

Eu perdi o que havia conquistado em treze anos e hoje, seis anos depois, mesmo recomeçando do zero e cheia de dívidas, tenho quatro vezes mais do que tinha antes. E não estou falando apenas de dinheiro, mas de autoestima, do meu relacionamento conjugal, da minha realização pessoal, da minha conexão com Deus, e tudo isso melhora e cresce ano a ano.

O QUE É SUCESSO PARA VOCÊ?

O tempo e a maturidade me levaram a um entendimento maior sobre sucesso e prosperidade, que envolve bem-estar, família, afiliação, amor próprio e amor ao próximo.

Tenho sucesso e sou próspera quando cumpro meu legado, compartilho conhecimento, experiência, alegrias e força, quando consigo expandir o *mindset* de alguém estagnado pelo fracasso de uma empresa, por dívidas, por problemas de autoestima, pessoais, conjugais, ou da alma. Nada disso está ligado ao dinheiro e ao status, mas também não há problema em usufruir do seu trabalho levando uma vida próspera e ajudando o próximo. Bem-vinda ao meu mundo de sucesso!

DESPERTE A MULHER BRILHANTE QUE EXISTE EM VOCÊ

Se você não se identificou com isso porque não tem um negócio, convido-a a olhar com outros olhos, pois eu também empreendo em meus diversos papéis: mãe, esposa, filha, empresária, palestrante, escritora. Uso esses recursos e atitudes para obter sucesso em todos eles. Hoje a prosperidade me procura, mas nem sempre foi assim, lembra?

Eu acreditava que se eu fosse rica não teria tempo, afinal, "os ricos são muito ocupados"; não teria saúde, afinal, "os ricos vivem correndo, dormem pouco, trabalham muito"; não teria amigos, afinal, "as pessoas só se aproximam de você pelo que você tem, são interesseiras"; não teria um relacionamento amoroso bem-sucedido, afinal, "o dinheiro traz liberdade de comprar e viajar, conhecer outras pessoas incríveis, e interessarem-se por elas".

Eu trabalharia muito. Deus me livre! Administrar pessoas e problemas. Pra quê? Melhor ter uma casa simples, um carro mais ou menos, comida na geladeira, o suficiente. Eu só queria ter o suficiente, porque pessoas que querem mais do que isso são mesquinhas, Deus não quer que pensemos assim.

Durante dezenas de anos eu pensei assim. Se identificou? Todas essas são crenças que temos com relação ao dinheiro. Agora, me responda: o que mais dinheiro proporcionaria a você?

Escreva 5 coisas que aconteceriam na sua vida se você ganhasse mais:

SUCESSO FINANCEIRO

Vamos tornar isso ainda mais tangível! Desejar ser milionário parece distante e impossível, mas desejar acrescentar 3 mil reais mensais à sua renda é mais objetivo e claro. A clareza leva ao poder de fazer ou agir. Sem clareza e direção, poderá gastar muito esforço e ainda se mover para o lugar errado, fazendo até a coisa certa, mas de maneira equivocada.

A partir disso, pense comigo: quais são as suas três principais metas financeiras ainda para este ano ou para os próximos meses?

Agora, me diga, como você acredita que poderá alcançar essas metas? O que deve fazer?

Liberdade financeira é a capacidade de viver o estilo de vida desejado sem precisar trabalhar ou depender de alguém para isso, ou seja, renda passiva (que entra sem precisarmos efetivamente "colocar a mão na massa"). A renda passiva é fazer o dinheiro trabalhar para nós, e quando ela é maior do que nossas despesas, somos livres financeiramente.

Como fazer isso? A única coisa que está entre onde você está hoje e onde quer chegar são os conhecimentos que não tem e precisa adquirir, as habilidades que você pode aprender. Sim, enriquecer é uma habilidade que você pode aprender, desde que busque isso. Destine parte do que ganha para aprender a se desenvolver. Crescer pessoalmente é sinal de prosperidade, um magnetismo que atrai as pessoas certas e as grandes oportunidades.

Mas não basta aprender e mudar seu *mindset*, é preciso sair completamente do ambiente ácido, confraternizar com pessoas que acreditem em você, pensem como você. E da mesma maneira que o ambiente incentiva sua prosperidade financeira, sua prosperidade financeira também contribuirá para a harmonia dos outros pilares da sua vida – ou para o desequilíbrio, se não souber administrá-la.

Eu já mostrei um estudo que comprova que o ambiente em que você convive pode aumentar sua probabilidade de divórcio. Agora vou apresentar outro dado: o motivo principal das brigas de casal e de divórcios é o dinheiro.[12] A maioria dos divórcios são litigiosos por conta de questões financeiras. Famílias brigam por bens durante inventários. E isso acontece porque as pessoas não entendem os princípios por trás da prosperidade financeira. Vou explicar como eles funcionam.

SISTEMA DE GESTÃO FINANCEIRA E MULTIPLICAÇÃO DE RENDA

O dinheiro não leva desaforo para casa, é energia e procura quem gosta dele, o administra bem e o multiplica. O dinheiro foge de procrastinação,

---

12 ZORDAN, E. P.; WAGNER, A.; MOSMANN, C. O perfil de casais que vivenciam divórcios consensuais e litigiosos: uma análise das demandas judiciais. **Psico-USF**, 1 ago. 2012. Disponível em: https://www.scielo.br/j/pusf/a/pjG8SyDWdPgGJJhT6rDHNcP/?lang=pt. Acesso em: 21 out. 2021.

SUCESSO FINANCEIRO

de pessoas que acreditam que tem tempo, que deixam para depois, que só vão começar a pensar nisso mais tarde.

Muitas pessoas que adquirem riquezas não as mantêm, como já vimos. Aprender a ganhar dinheiro não é suficiente, mas administrá-lo e multiplicá-lo é uma habilidade para poucos. Para ajudá-la, proponho uma forma simples de gerir suas finanças e multiplicá-las mês a mês.

Divida o seu salário ou pró-labore (distribuição de lucros do seu negócio) em seis partes:

10%: Liberdade financeira	Aplique essa porção do seu dinheiro em algo que renda e/ou gere lucro. Deve ser algo que você domina, ou contrate alguém que domina o assunto e faça seu dinheiro render. Isso garante que você esteja sempre aumentando sua renda. Cuidado com as ofertas mirabolantes! Coloque esses 10% em ativos com risco de baixo a moderado. Essa também será sua reserva financeira para a "aposentadoria", portanto, você não pode gastá-la, senão deixa de ser reserva. É sua galinha dos ovos de ouro: se você mata a galinha, o que acontece? Você perde seus ovos! Nesse investimento não se mexe, ok? Todos os meses, invista 10% do que você ganha na sua liberdade financeira, ela irá render mês a mês cada vez mais, porque todos os meses você aumenta esse ativo e essa reserva crescerá de maneira exponencial.
10%: Reservas de médio prazo	Essa reserva é como um caixa, entende? Para você usar em caso de emergência e proteger sua galinha dos ovos de ouro. Quanto menos você usar essa reserva, melhor. Da mesma forma, ela deverá estar aplicada, rendendo. Essa é a maior lição: não importa o quanto você tem, mas se o que você tem está lhe rendendo mais, mesmo que você não esteja trabalhando. Isso é inteligência financeira. Você pode comprar um imóvel pagando uma prestação menor ou semelhante ao aluguel que você paga? Faça isso. O local em que você mora tem um aluguel bem abaixo do que seria uma prestação para comprá-lo? Continue morando de aluguel. Eu mesma, há alguns anos,

DESPERTE A MULHER BRILHANTE QUE EXISTE EM VOCÊ

tinha o dobro de imóveis que tenho hoje, mas refiz minha carteira de investimentos e diversifiquei para outras áreas, pois o rendimento desses bens estava nulo ou dando prejuízo. E hoje, mesmo tendo outros imóveis, eu moro de aluguel. O aluguel que eu pago corresponde a aproximadamente 0,2% do valor do imóvel, ou seja aplicar esse dinheiro em outra fonte trará muito mais retorno; por isso, opto por não comprar esse imóvel nesse momento e faço o dinheiro render em outro investimento.

10%: Educação

Se você acha educação cara, experimente a ignorância. Não saber custa muito! Você só não está mais à frente porque ainda não sabe como chegar lá, por isso comprou esse livro, para se desenvolver e continuar evoluindo. Para ser mais próspera, você precisa saber como fará isso; se não investir em conhecimento, cursos, mentorias e *masterminds*, isso será muito, muito difícil de acontecer. A melhor maneira de se tornar rica e próspera é aprender com quem já conseguiu.

Não ache caro pagar 10, 20, 50 mil reais por uma mentoria. Desde que entendi esse princípio, invisto 10% da minha renda pessoal em cursos, especializações, *masterminds* – a maioria em *masterminds*. Os milhões que já investi em conhecimento me renderam vários outros milhões. Pode ter certeza de que o que você aprenderá, em pouco tempo lhe fará multiplicar esse investimento. Pessoas são chaves, são acessos. Aprender com quem já conquistou é uma decisão sábia. Você pode levar muito tempo, gastar muito dinheiro, errar muito e empreender muito esforço para aprender sozinha, ou pagar a quem já chegou onde você deseja para que lhe mostre o caminho.

Além disso, o mundo é dinâmico, se você não está inovando e avançando, já ficou pra trás, caiu em desuso, está ultrapassada. Um currículo ultrapassado não é contratado, um produto ultrapassado não vende. Se você parar de se especializar e aprender, para de crescer, e se parou de crescer, com certeza começa a morrer.

SUCESSO FINANCEIRO

55%: Despesas mensais

Um dos erros mais comuns que leva a dívidas é um padrão de vida acima da sua realidade financeira, ou um padrão de vida baseado em rendas gerais, não previsíveis ou flutuantes – isso acontece muito mais com profissionais liberais e empreendedores, pois "fazem" sua própria renda. Nesse caso, é necessário fazer uma média dos últimos dois anos para estabelecer seu pró-labore e quanto você pode retirar do negócio.

Eu sei que você pode estar se perguntando: "Mas se o que eu ganho hoje não é suficiente para pagar as contas, como vou viver com metade disso?". Mais da metade das famílias brasileiras terminaram o ano de 2019 endividadas, acumulando *deficit* desde 2016 – gastam mais do que ganham. Veja bem, famílias que ganham 30 mil reais por mês e famílias que ganham 5 mil estão ambas endividadas. Por quê? Aquilo que chamamos de "despesas essenciais" estão sempre crescendo e tornam-se iguais ou até superiores ao que ganhamos, e isso vai continuar até que façamos alguma coisa para inverter essa ordem. A solução para que aumentar seu padrão de vida está em saber viver com bem menos do que se ganha e ganhar cada vez mais. O pensamento não é gastar cada vez mais, é ganhar cada vez mais. Entendeu?

Se algo fugir do previsto, você terá uma reserva. Mas o que acontece hoje em dia é que as pessoas usam o cartão de crédito e empréstimos, comprometendo sua renda além do que têm condições de bancar. Até para financiamentos existe uma lei de que não se pode fornecer crédito acima de 30% da renda comprovada; não é à toa.

10%: Lazer e diversão

Se você não usufrui do seu trabalho, não há desfrute e reconhecimento e, consequentemente, não há reforço positivo para continuar fazendo o que está fazendo. Usufrua do seu trabalho da forma mais imediata e consciente possível. Lembre-se, se você seguir os princípios anteriores de aplicação e multiplicação do dinheiro, o resultado financeiro será cada vez maior.

Algumas pessoas se privam de desfrutar do que conquistam com medo de perder, isso é pensamento de escassez. Mas a maioria das pessoas se presenteia demais, extrapola muito, se deslumbra e é aí que mora o perigo – isso não é pensamento de abundância, é imprudência.

Faça sua mente pensar de maneira certa e na hora certa para que você não se enquadre nessas duas categorias, nem dos gastadores libertinos, nem dos poupadores avarentos. Se você seguir esses princípios, nessa ordem, verá mês a mês o quanto pode despender para seu padrão de vida e seu lazer aumentarem. Se, contudo, você insistir em fazer o contrário, verá as dívidas aumentarem e perderá completamente o controle, até que a escassez e a falta tomem conta da sua vida.

5%: Filantropia, doação e caridade

Você vai escolher uma atividade para devolver ao universo, ao mundo, uma contribuição da sua produção. Se você é dizimista, como eu, retire outros 5% da conta de investimento/caixa para completar aqui os 10%. Você deve fazer isso independentemente de quanto ganha.

Quando você provar que consegue gerenciar, mais lhe será dado. Se você colocar muitas bolas de sorvete em cima de uma casquinha, todas vão cair. Assim é o dinheiro, ele procura bases sólidas para poder crescer e se multiplicar. Você não conseguirá ganhar, administrar e multiplicar muito, se não começar pelo pouco.

Existem algumas leis universais, leis da física e leis espirituais, você verá que elas também regem a prosperidade. Movimento gera movimento, o que está parado tende a permanecer parado, semelhante atrai semelhante, dinheiro atrai dinheiro, riqueza gera mais riqueza. Siga esses princípios e você verá sua vida financeira ser transformada.

Agora que aprendeu a multiplicar o que você tem, pode também pensar em aumentar seus ganhos. Esse é o começo: ganhar mais,

SUCESSO FINANCEIRO

gastar menos e investir. Ter dinheiro não é suficiente, você precisa primeiro aprender a continuar gerando novas fontes de renda e aumentando as que você já tem.

AUMENTE SUAS FONTES DE RENDA

Antes de dar essa receita, preciso esclarecer que a maneira como você concebe produtividade vai mudar. Produtividade é riqueza. E para ser produtiva não temos de trabalhar mais, não temos de nos esforçar mais, precisamos produzir mais resultados.

Nós ganhamos para resolver problemas. Se paramos de resolver problemas, os clientes deixam de comprar, a empresa demite. Muitos se focam em oportunidades, mas quem ganha dinheiro consegue detectar e resolver problemas. Dinheiro é energia, é energia que produz soluções, se você não tem energia, não tem dinheiro.

Tire o seu foco do dinheiro, foque na raiz, naquilo que traz o dinheiro. Dinheiro é gerado sobre demanda. O que eu sei, no que sou boa e outros podem querer. Resolução de problemas e soluções rápidas e eficientes.

À primeira vista isso pode parecer difícil, porque talvez você esteja se focando apenas em sua mente, ou no esforço do seu corpo. Mas corpo, coração e mente precisam se encontrar para produzir riqueza, não existe riqueza sem que você descubra quem você é, o que faz bem e sua missão nesse mundo. Se sua mente estiver trabalhando para pagar contas e seu corpo estiver em um local no qual seu coração não deseja estar, não tem como eles trabalharem em conjunto. Um trabalho que você não ama, do qual não gosta, ganhando bem menos do que poderia, com toda certeza você não dispensa, e sem energia, não há riqueza.

As pessoas falam: "procure algo que você ama", eu digo: ame o que você faz. Faça o melhor que puder, identifique-se com o problema

DESPERTE A MULHER BRILHANTE QUE EXISTE EM VOCÊ

que você resolve. Isso a ajudará a construir liberdade para escolher fazer o que você deseja em um futuro bem próximo. Porque, mesmo fazendo o que ama, você precisará de disciplina, de fazer bem feito para funcionar. Se você aprendeu isso com coisas difíceis, as fáceis serão disruptivas. Eu sempre dei o meu melhor, antes de ter meus negócios, trabalhei em três escolas simultaneamente e nas três fui promovida – e eu era uma menina de 18 anos.

Uma das suas maiores habilidades é o autoconhecimento. Saiba em quais áreas você é boa e quais problemas é capaz de solucionar. Se conseguir fazer isso, encontrou sua maior fonte de prosperidade, seus dons e talentos. Sua riqueza é proporcional à quantidade de problemas que resolve e de pessoas que ajuda. Não a limite.

Mas além disso, como eu disse, seus recursos precisam estar gerando mais recursos para você, independente de estar trabalhando. Se os problemas que resolve são limitados pelo seu tempo, então sua renda é limitada. Você está sempre falida. Se o dinheiro que ganha depende do seu esforço pessoal, você está fadada a ganhar pouco. Depois de identificar seus talentos e os problemas que eles resolvem, sistematize o processo de solução de problemas para que ele possa ser feito total ou parcialmente sem você.

Por exemplo, se você é uma boa manicure, pode ensinar outras pessoas a serem também, pode escrever *e-books*, pode dar treinamentos, pode fazer um curso ou *workshop* gravado ou presencial, vendendo digitalmente ou através de parceiros, afiliados ou subcontratados. Esse é um modelo que me rende milhões anualmente, eu ensino como ter um curso on-line, consultoria, treinamentos ou mentorias em um método que desenvolvi chamado VOExpert. O Voe, como as alunas chamam, já aumentou a renda de mais de mil mulheres, exatamente com o processo que descrevi acima.

Entenda, você nunca será rica enquanto for insubstituível. Se a quantidade de pessoas que você ajuda é limitada, sua renda é limitada. Por isso você precisa ampliar seu brilho, para que ele ilumine cada vez mais pessoas.

SUCESSO FINANCEIRO

AME O QUE VOCÊ FAZ.

Você se lembra da história da mentorada que citei? Ela trabalhava muito, mas não tinha gestão e processos para que seus colaboradores tivessem autonomia. Ao fazer os manuais da empresa, a cultura, treinar e delegar essas pessoas, a empresa dela, que estava estagnada há anos, cresceu de maneira espantosa em apenas trinta dias. O tempo que você investe criando processos e sistemas de treinamento será multiplicado e exponenciado a curto, médio e longo prazos.

A melhor forma de investimento é um negócio próprio. Não existe nada no mundo com risco calculado que dê tanto retorno. Se você tem um negócio e está procurando outras formas de aplicar seu tempo e dinheiro, algo está muito errado. Mas calma! Existem duas formas de você escalar seus ganhos atreladas ao conhecimento que você tem ou que emprega.

1. **Escala vertical:** quando sua hora vale cada vez mais. Se você é um profissional renomado, com certificações e experiência, e tem um *branding* e um marketing elaborado, começa a ser requisitado pelo mercado e, quem quiser acesso a sua hora, deverá pagar por ela.

2. **Escala horizontal:** vender uma maior quantidade de produtos e/ou serviços para mais pessoas. Quando seu conhecimento aplicado em livros, cursos, consultorias e mentorias alcançam mais e mais pessoas e você vende mais sem que isso represente qualquer novo esforço.

Agora, uma dica: qualquer tipo de investimento requer, como a palavra já sugere, investir e esperar pelo retorno, como uma quantia financeira ou de tempo. Certo? Errado! Quando você pratica a escala horizontal com o conhecimento aplicado, não perde absolutamente nada. Ensinar o que você sabe não tira conhecimento de você, muito pelo contrário: devolve instantaneamente mais conhecimento. Quem mais aprende é quem ensina. Esse é o investimento mais rentável do mundo, sem insumos, sem perda de caixa, sem risco e com retorno imediato. Pense nisso!

PROSPERIDADE E ABUNDÂNCIA: NÃO FALTAR NADA × TER MAIS DO QUE O SUFICIENTE

Riqueza, eu diria, vai muito além da quantidade de dígitos que você tem na sua conta. É a capacidade de produzir dinheiro, de fazer e se refazer, se necessário. Como eu já disse, é muito comum pessoas que sobem de padrão social muito rápido, por meios como loteria, herança e outros repentinos, perderem tudo pouco tempo depois. Isso porque receberam dinheiro, mas não a capacidade de manter e gerar riqueza.

Não se trata somente de inteligência financeira, mas de crenças internas muito mais profundas. Dinheiro é uma palavra que deixa algumas pessoas desconfortáveis. Como você se sente quando ouve essa palavra? Fale-a em voz alta: DINHEIRO! O que isso gera em você? São sentimentos bons ou ruins?

Nem sempre ter dinheiro significa ser próspero. Eu sou o exemplo disso. Vivi nove anos da minha vida com recursos financeiros à disposição, mas não era próspera por dois motivos principais: eu havia colocado um limite na minha aquisição de riquezas e estava trabalhando para não perder o que conquistei. Eu tinha uma mente escassa.

A escassez trabalha na falta, na perda. "Se eu ensinar alguém, essa pessoa ficará melhor do que eu e perderei minha posição", "Se eu contratar e treinar, vão me abandonar e abrir um negócio ou virar concorrentes", "Se eu ensinar a funcionária nova, ela vai pegar meu cargo", "Se eu der eu fico sem".

A riqueza pode trazer o sentimento de que nada falta, de que você tem exatamente o que precisa, mas somente a prosperidade trará a certeza de que você tem mais do que o bastante, sempre mais do que o suficiente.

Não importa o quanto o outro tem, você também tem direito, merece e terá também. Não importa o quanto o outro cresce, se você o ajudou e plantou na vida dele, irá colher. Não importa o quanto o outro tem, você se alegrará com a conquista dele, porque riqueza gera riqueza.

Tenho certeza de que se você sabe sua identidade, trabalha na sua convergência e gera riqueza, você é próspera. É impossível estar nesses três níveis e não ensinar, não capacitar, não produzir de maneira exponencial. Prosperidade não é apenas a presença do dinheiro, mas a ausência da falta. Ser próspera jamais foi sobre ter, mas sobre dar. Quem é próspero tem mentalidade de abundância, enquanto o mesquinho tem pensamento de escassez.

Estar realizada pessoal e profissionalmente, receber o fruto do que você faz, dos seus atos, ser reconhecida e aceita por isso é inegavelmente motivador. A realização é um vício, quem está preocupado com o todo, com o próximo, com pensamento de abundância, não se deixará levar pelo ego, pelo orgulho ou pela vaidade.

EXERCÍCIO

Para exercitar sua prosperidade, proponho o seguinte: faça sua roda da abundância e transforme-a em um mural dos sonhos. Escreva sobre as sete áreas da sua vida e enumere três coisas que deseja que aconteça em cada uma delas nos próximos três meses. Ao lado de cada desejo, defina três ações para que isso aconteça. Deixe em um lugar visível, onde você possa olhar todos os dias.

DESPERTE A MULHER BRILHANTE QUE EXISTE EM VOCÊ

QUEBRANDO CORRENTES

Talvez você tenha chegado até aqui e percebido que já pratica várias dessas ações e mesmo assim sua vida financeira não deslancha. Por quê?

Quero que você se imagine correndo uma maratona com uma bola de ferro acorrentada à sua perna direita. Como você se sente? É exatamente assim que está sua vida financeira quando você está cheia de feridas, rancores, mágoas e traumas. Corpo, mente e coração precisam trabalhar em conjunto para que a prosperidade chegue na sua vida. Lembra?

Não há como ser próspero se você mantém sentimentos ruins com relação a outras pessoas, isso porque você, lá no fundo, não deseja o bem delas. É contraditório, querer crescer se deseja estagnação ou queda para o outro. Sua mente vai para um lado e seu coração para o outro.

Eu prometi ensiná-la os princípios da riqueza e da prosperidade, os mesmos que pratico, e nesse momento você pode querer refutá-los e desistir, porque pode parecer difícil perdoar, mas quero dizer que, quer você acredite quer não, perdoar é um princípio da prosperidade. Quer você reconheça quer não, as mágoas e os rancores a estão impedindo de brilhar.

Você já perdoou alguém na sua vida? A maioria de vocês, queridas leitoras, deve ter respondido que sim. Mas será que realmente sabem o que é o perdão? Perdão genuíno não significa esquecer o mal que alguém tenha lhe causado, muito menos concordar com ele, ou anular suas consequências. O verdadeiro perdão é libertar-se dos sentimentos negativos que alguém lhe causou, é sobre você, e não sobre o outro. O perdão genuíno não depende das ações de quem a feriu, nem de como essa pessoa agirá com você, não exige sequer que essa pessoa peça desculpas, porque (de novo) não é sobre quem machucou.

O perdão precisa ser intencional, voluntário e sincero. Não existe um meio perdão, ele é absoluto. Por vezes, escuto em atendimentos: "Não vou perdoar, ele precisa pagar por isso". Como se o fato de você

118

SUCESSO FINANCEIRO

não perdoar trouxesse algum mal para o outro. Mas o único mal é feito a quem não perdoa. As mágoas são travas da prosperidade.

Mas como perdoar depois do que fizeram com você? Bem, as coisas não acontecem com você, mas PARA você. Para você aprender, evoluir, ensinar, crescer. Eu tive sérias travas na minha vida por um abuso sexual que sofri aos seis anos de idade de um primo. Isso bloqueava não só a minha prosperidade financeira, mas minha vida sexual, minha autoconfiança, minha autoestima, meu relacionamento conjugal. Eu tinha infecções urinárias de repetição várias vezes ao ano e não existia nenhuma causa física detectada pelos médicos, era psicossomático – doença da alma. Vamos falar mais sobre a saúde mental mais adiante.

Para terminar esse capítulo com chave de ouro, deixo uma lista com indicações de livros de inteligência financeira, mentalidade milionária e prosperidade para você. Eles me ajudaram a construir a mentalidade que tenho hoje.

- **BOLZ, S. Chaves para a economia do céu: uma visitação sobrenatural do ministro das finanças. Brasília: Editora Chara, 2019.**
- **DAMIANI, D.; ALMEIDA, C. Ganhar, gastar, investir: o livro do dinheiro para mulheres. Rio de Janeiro: Sextante, 2016.**
- **EKER, T. H. Os segredos da mente milionária: aprenda a enriquecer mudando seus conceitos sobre o dinheiro e adotando os hábitos das pessoas bem-sucedidas. Rio de Janeiro: Sextante, 1992.**
- **HILL, N. Quem pensa enriquece – o legado. Porto Alegre: Citadel Editora, 2018.**
- **KIYOSAKI, R. Pai rico, pai pobre: o que os ricos ensinam aos seus filhos sobre dinheiro. Rio de Janeiro: Alta Books, 2017.**
- **CLASON, G. S. O Homem mais rico da Babilônia. São Paulo: HarperCollins, 2017.**

CAPÍTULO SEIS

VIDA AM E SOCIAL

OROSA

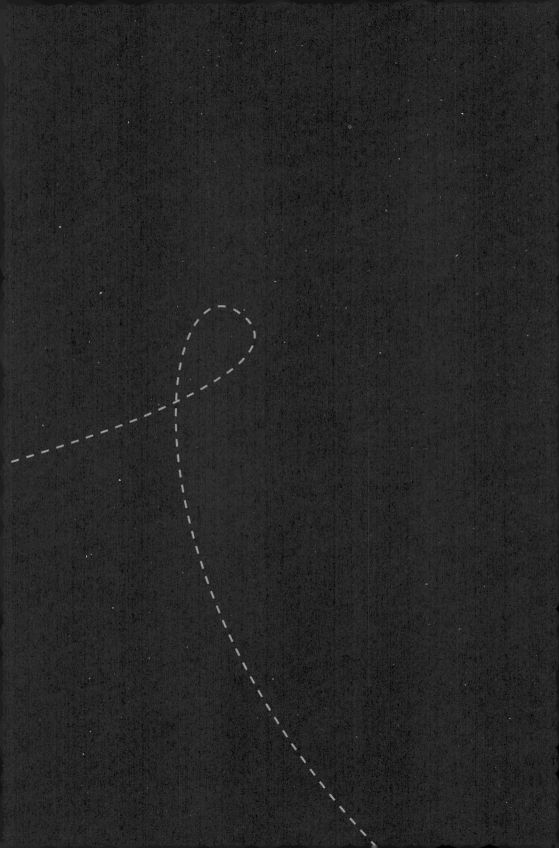

NÃO FOMOS CHAMADAS PARA VIVER SOZINHAS

Como já disse algumas vezes até aqui, nós somos seres sociais. Estar inserida em um grupo e ser aceita como membro, fazer parte de uma tribo, torcer para um time, ter um sobrenome, tudo isso remete ao fato de que não estamos sozinhas nesse mundo, não vivemos para nós mesmas e não há sentido no individual sem o coletivo. Por isso, dedicar tempo de qualidade em seu relacionamento conjugal, com seus filhos, familiares e amigos precisa estar alinhado a suas outras atividades.

Fisiologicamente, o ser humano tem a necessidade de procriar e perpetuar a espécie, como qualquer outro animal. Nenhum animal da natureza é solitário. Toda e qualquer espécie tem pelo menos um parceiro durante a vida. Isso significa que o homem não foi feito para viver só. Ainda não estou falando do bando, da tribo ou da comunidade, estou falando de relacionamentos conjugais. É intrínseco do ser humano o desejo de se relacionar. Tanto que monges, frades e pessoas que decidem viver o celibato precisam de esforço, treino e disciplina, "substituem" um casamento carnal por uma relação espiritual.

Você pode estar se perguntando: "Eu preciso me relacionar com alguém para me sentir completa?" Se você está se fazendo essa pergunta, provavelmente está com sua autoestima abalada, ou ferida por relacionamentos anteriores e precisa de cura nessa área. A resposta é: não precisa! Contudo, se de fato não quiser, dedicará essa energia do seu corpo e mente para alguma outra área, como trabalho, atividade física, intelecto, ou alguma outra área. Se essa for sua opção, tenha a consciência de que as pessoas vão considerá-la *workaholic* ou vigoréxica (viciada em exercício físico), por exemplo, e de alguma forma precisará equilibrar essa balança.

Há algum tempo eu cheguei a pensar: *será que preciso me relacionar?* Entre 2008 e 2012, eu e meu esposo começamos a nos desentender, brigávamos muito, falávamos em separação com muita frequência, até que ela aconteceu. Nesse período, precisei fazer terapia para me preparar para o divórcio. O relacionamento estava bem deteriorado, muitas brigas, muitos desentendimentos. Na minha cabeça a culpa de tudo era dele.

O que ele mais queria era não brigar, o que eu mais queria era atenção. Eu era uma pessoa carente e com baixa autoestima. Quanto mais eu o pressionava, mais ele se afastava e mais eu pressionava. Parecia que vivíamos em mundos diferentes. Nossos amigos e *hobbies* eram diferentes, não compartilhávamos mais os mesmos projetos. O relacionamento ficou insustentável e decidimos nos separar.

Não foi nada fácil, foram os piores meses da minha vida, com certeza. Com a separação veio a doença, a falta de energia e de atitude para resolver as dívidas, a depressão, me afastei dos amigos e da família por vergonha do contexto e percebi que meu relacionamento conjugal tinha uma importância muito maior na minha vida do que eu acreditava até então. Antes eu pensava que era independente, não dependia dele, criava meus filhos sozinha. Mas dinheiro, conhecimento e posição social jamais podem comprar a necessidade humana de amar e ser amado. Aquela avalanche em todas as áreas da minha vida de uma vez criou um buraco imenso – depressão. Não foi fácil me reerguer.

Você deve pensar: "Mas você não disse que é casada até hoje? O que houve?". Bem, depois de três meses no fundo do poço, o amor pelos meus filhos e minha espiritualidade me despertaram, me fizeram sair da cama. Modelei e ancorei capacidades anteriores, comecei a cuidar da minha saúde emocional e física. Percebi que eu precisava gostar da minha companhia e de quem eu era primeiro, para que alguém me amasse e me respeitasse. Eu precisava de *hobbies*, de tempo para mim. Eu tinha uma capa de mulherão, mas por dentro era muito insegura e me comparava o tempo todo. Queria ser ouvida, aceita, amada, tinha necessidade de aprovação.

VIDA AMOROSA E SOCIAL

Aquele tempo de solidão foi importante para que eu amadurecesse, revesse conceitos e entendesse o que de fato era importante e precisava ser cultivado: minha fé, minha mente, minha saúde física, meus objetivos pessoais, minha família, meus valores, meu amor próprio. Antes de qualquer coisa eu deveria olhar para mim – amor próprio em primeiro lugar.

Eu e meu marido já estávamos separados há alguns meses e eu havia pedido o divórcio, mas ele pediu que conversássemos. Falamos sobre as dívidas e alguns bens que tínhamos e que poderiam quitar esses débitos e sobre a guarda compartilhada dos filhos. Na audiência, ele falou para a juíza que aquele não era o seu desejo. A juíza, como representante do Estado e defensora da família, suspendeu a audiência por trinta dias.

Nos longos meses seguintes, nós refizemos nossos acordos, nos esforçamos mutuamente, de maneira intencional, decidimos fazer o casamento dar certo. Constatamos que estávamos um com o outro por amor e nada mais. Por isso, além do relacionamento um com o outro, investimos em mais duas áreas muito importantes da nossa vida:

1. **A espiritual:** Quando estamos mais próximos a Deus, nossos valores, convicções e energia mudam completamente.

2. **O autodesenvolvimento:** Quando você não tem noção dos seus pontos fortes e de melhoria, fica muito difícil reconhecer isso no outro também. Você quer que as pessoas sejam iguais a você, pensem como você, não por maldade, mas por falta de conhecimento. Só que, pense comigo, você queria ser casada consigo mesma? O que nos atrai nos outros é o que nos completa. Provavelmente você tem valores iguais ao do seu namorado ou marido, mas perfis comportamentais diferentes e personalidades complementares.

Nos relacionamentos amorosos, em especial, existe um tema que você precisa conhecer para poder viver bem. São as linguagens do amor de cada pessoa. Assim como temos medos e necessidades universais, também temos cinco linguagens do amor gerais, que servem para todos os tipos de relacionamento, representam como entendemos essa necessidade humana de sermos amados. Normalmente, cada pessoa conta com duas que se sobressaem; por isso, você e seu parceiro podem entender o amor de formas diferentes – o que, às vezes, é um problema.

AS CINCO LINGUAGENS DO AMOR

1. **Toque:** gostar de abraçar, de beijar, de acariciar, de ficar junto, de dormir agarradinhos, do toque físico, de fato.

2. **Palavras de afirmação:** gostar de elogios e reconhecimento, de expressões verbais de afeto e apreciação.

3. **Atos de serviço:** gostar de servir o outro, levar-lhe comida, dirigir para ele, fazer favores, realizar atitudes em prol do seu bem-estar.

4. **Presentes:** gostar de presentear e ser presenteada. Entendem os presentes como um reconhecimento, algo que simboliza apreço, principalmente nas datas especiais.

5. **Tempo de qualidade:** gostar de ser ouvida na essência, de conversar olhando nos olhos, de atenção – apreciam a dedicação sem distrações, como celulares ou outras pessoas.

Pode ser que você e seu parceiro priorizem linguagens diferentes e, para que o relacionamento dê certo, precisam atentar-se para a necessidade do outro e saber adaptar-se a ela. Minha linguagem de amor, por exemplo, é a de atos de serviço, enquanto meu esposo atenta-se a toque e palavras de afirmação. Além disso, temos perfis comportamentais diferentes: sou executora/comunicadora, e ele analista/conforme, personalidades diferentes, mas valores compatíveis. Ou seja, nos damos muito bem em várias coisas e divergimos completamente em outras, por isso tínhamos tantos conflitos.

QUANDO
ESTAMOS MAIS
*próximos
a Deus,*
NOSSOS
VALORES,
CONVICÇÕES
E ENERGIA
MUDAM
COMPLETAMENTE.

À medida que entendemos como funcionávamos um com o outro, aprendemos a tolerar as diferenças, porque elas, na verdade, nos completam. Isso quer dizer que os conflitos acabaram? De maneira alguma. Só que agora lidamos melhor com eles, que se tornaram menos frequentes. Aprendemos a valorizar o outro, decidimos resolver os conflitos assim que eles surgissem e melhoramos muito nossa comunicação.

Temos muita cumplicidade e companheirismo, somos completamente apaixonados um pelo outro. Em 2021, renovamos voluntariamente os nossos votos em nossa boda de vinte anos de casados. Enquanto muitos estão se separando, eu decido me casar novamente com meu esposo todos os dias. Cultive seu relacionamento amoroso, ele é muito importante para potencializar as outras áreas da sua vida.

VIDA SOCIAL

Além da nossa vida amorosa, temos também a social. Afinal, vivemos em bando, apoiando uns aos outros, fortalecidos pelo grupo, assim como algumas outras espécies de animais. Enquanto duas leoas caçam, duas cuidam dos filhotes. Enquanto uns dormem, outros vigiam, e por aí vai.

A família fornece as bases para o fortalecimento, a segurança, os ensinamentos para a vida. Os amigos representam a diversão, acolhimento, crescimento, evolução e partilha. As pessoas não nasceram para ficar sozinhas. Mesmo os introvertidos e reclusos comunicam-se, seja por mensagem, por telefone, por e-mail etc. Se alguém não tem vontade de se relacionar, provavelmente está passando por algum problema emocional. Um dos sintomas da depressão e da síndrome do pânico é o isolamento. Os dados pós-pandemia de covid-19 mostram como os índices dessas doenças aumentaram por conta do isolamento.

Mas chamo a atenção para um fator muito importante, a quantidade dos seus relacionamentos e sua frequência não são determinantes para sua excelência. A qualidade das pessoas com as quais se

VIDA AMOROSA E SOCIAL

relaciona contribui muito mais. Se nós somos seres grupais, normalmente vivemos uma vida que representa a média do nosso grupo. Então, se você está em um grupo onde as pessoas ganham pouco, vivem um relacionamento amoroso morno e estão insatisfeitas com sua vida profissional, vai acreditar que esse é o normal, e não buscar ultrapassar isso.

Quando passei por momentos difíceis, não tinha muito com quem contar. Algumas das minhas amigas não eram casadas ainda, não tinham filhos, não empreendiam na mesma complexidade que eu, ou seja, não conseguiam entender meu contexto para poder me ajudar. A verdade é que, se eu tivesse tido uma orientação mais assertiva, muito teria sido evitado. E esse foi um dos pontos que levei em consideração quando decidi dar a volta por cima: precisava estar com pessoas que me fizessem avançar em vez de retroceder, que me fizessem buscar mais, que me treinassem e ensinassem.

Entre 2014 e 2016, investia tudo o que podia em autoconhecimento e conhecimento técnico. E foi a melhor coisa que fiz. Muitas pessoas me perguntam como eu aconteci tão rápido. Em 2018, eu e o Mulher Brilhante já estávamos estourados – ainda não chegamos ao Mulher Brilhante na minha história, mas estamos quase lá.

Depois de tudo o que passei, percebi que a mulher, principalmente a empreendedora, passa por muitos perrengues. Descobri como resolvê-los e como evitá-los, e um desejo foi criado no meu coração.

Hoje, eu e meu esposo temos um grupo de negócios, o Grupo Gama, em que estão:

- **S&T Realizações**, que organiza eventos, convenções e treinamentos, não só os nossos, mas de clientes externos também;
- **Mulher Brilhante**, braço que organiza eventos de empreendedorismo feminino;
- **Instituto Gama,** com duas vertentes: o atendimento empresarial, com a formação e treinamento de gestores, líderes e empresários em várias áreas, e os atendimentos individuais de hipnoterapia e psicanálise, normalmente voltados para a

performance, dando suporte emocional para líderes que já têm a competência técnica, mas precisam vencer crenças limitantes;

- **Fazenda Gama**, que fornece esse atendimento para empresas do Agronegócio.

Antes de o furacão passar por minha vida, só existia a S&T, que ia bem até que percebemos a necessidade de conhecimento técnico de gestão e liderança. Estudei bastante sobre desenvolvimento profissional e pessoal e concluí que esse conhecimento precisava alcançar mais pessoas. Decidi expandir a S&T para as redes sociais para ter seus próprios treinamentos.

Até então, eu já havia trabalhado no alto corporativo brasileiro: grandes estatais, órgãos governamentais, autarquias, instituições internacionais, grandes empresas e corporações, fazendo planejamento estratégico e gestão de grandes projetos voltados principalmente para educação, saúde, segurança e meio ambiente. Meus clientes eram 85% homens, *heads* dessas empresas.

Comecei com uma *fanpage* no Facebook, em meados de 2016, produzindo conteúdo sobre empreendedorismo e ela cresceu rapidamente, atingindo 100 mil inscritos. Eu fazia muitas *lives* e publicava conteúdo de maneira muito simples e intuitiva. Acreditava que atenderia homens, afinal de contas, eram a maior parte dos meus clientes, mas recebia mais comentários de mulheres com dúvidas sobre empreendedorismo e desenvolvimento pessoal.

Um dia, fiz uma mentoria com a Cris Franklin e o Érico Rocha e aprendi como analisar dados nas redes sociais. Só então descobri que 85% do meu público era, na verdade, feminino. Durante algum tempo tentei reverter isso, não queria restringir meu público. Mas, em uma conversa com meu esposo, ele sugeriu que fizesse um clube de negócios, e eu pensei em uma imersão, um evento de treinamento para mulheres. Ali nascia o Mulher Brilhante, com temáticas de independência emocional e financeira para todos os tipos de mulheres, principalmente líderes, gestoras e empreendedoras.

VIDA AMOROSA E SOCIAL

O primeiro evento aconteceu em Brasília, em março de 2017, e foi um fiasco. Não consegui vender ingressos, não consegui vender meu programa de mentoria e só joguei dinheiro fora. A ideia do MB foi engavetada porque eu precisava me concentrar em reerguer a empresas e quitar as dívidas negociadas.

Foquei novamente na S&T com seus cursos e eventos, mas continuei produzindo conteúdo para a *fanpage* sem expectativas. Até que, alguns meses depois, com a movimentação das redes sociais e os eventos e mentorias que eu frequentava, conheci pessoas maravilhosas que expandiram minha mente ainda mais, como a Cátia Damasceno, a Alice Salazar, a Cris Arcangeli, o Wendell Carvalho e o Joel Jota e adentrei outro ecossistema, o de pessoas que estavam crescendo e evoluindo.

No final de 2017, resolvi fazer outra edição do Mulher Brilhante, dessa vez em São Paulo. Foi uma luta e muita coisa deu errado de novo, somente uma turma comprou minha mentoria. Pensei em desistir um milhão de vezes, mas duas coisas me fizeram continuar, eu me apaixonei por aquilo e fiz amigos que me impulsionavam a continuar.

Em 2018, decidi fazer mentorias mensais em Brasília, para entender o mercado. Tive turmas lotadas todos os meses e, a cada turma, o preço aumentava – começou com 997 reais por pessoa, hoje é 10 mil. Meu método amadureceu, os resultados das mentoradas foram notórios e eu comecei também a fazer os cursos e treinamentos on-line. Como naquele ano as turmas de mentoria foram muito bem, decidi fazer o Mulher Brilhante no final do ano em São Paulo. O evento foi um sucesso! Mil mulheres, evento esgotado, cinco turmas de mentoria vendidas.

No começo de 2019, fui para um dos encontros *mastermind* do Conrado Adolpho – um grupo mais fechado, no qual pessoas se reúnem para dedicar um tempo em conjunto ao negócio de cada membro –, e ali expressei minha insatisfação. Estava dividida entre os dois negócios, com medo do MB não dar certo, e sem saber no que me focar em 2019. Eles questionaram: "Onde está seu coração?", e eu não tinha dúvidas, no MB. Então precisava me dedicar totalmente para fazer dar certo. Teria de deixar a S&T com os gerentes e construir uma equipe para desenvolver o MB. Sabia que perderia alguns clientes, projetos e contratos, mas precisava iniciar outro ciclo.

Decidi fazer eventos regionais, lançamentos digitais e expandir pelo Brasil inteiro. O sucesso foi enorme, todos os eventos e minhas agendas de mentoria lotados. Percebi a necessidade e formei consultoras por todas as regiões. A partir disso, eu e meu esposo idealizamos o Instituto Gama para realizar todos esses treinamentos.

O Facebook e o Instagram não paravam de crescer, as *lives* atingiam cada vez mais pessoas e de repente eu tinha estourado. Mas, como você pôde ver, não foi da noite para o dia. O que me fez crescer foram as mentorias e *master minds*, as pessoas que conheci e que me apresentavam mais pessoas, faziam *lives* comigo e me convidavam para palestrar nos seus eventos também. Percebi o ativo externo mais importante para crescimento profissional: o *networking* de qualidade.

Um bom *networking* corresponde a 70% do seu crescimento profissional. É por meio dele que você amplia sua rede de contatos, fornecedores e clientes, faz e consegue indicações. Uma boa rede de contatos também pode inseri-la em bons empregos, se for o seu caso. Não, eu não estourei da noite pro dia, mas o crescimento foi e está sendo rápido devido a esses grupos nos quais estou inserida. É uma troca: ora você puxa o elástico, ora ele puxa você.

A TEORIA DOS ELÁSTICOS

Toda a nossa rede é uma grande teia de elásticos, cada pessoa é um. Se você só puxa, uma hora seu elástico perde a força e cede. Se você é a pessoa mais entusiasmada, de maior resultado, com o *mindset* mais elevado, pode ter certeza, uma hora a inércia e o comodismo deles vai vencê-la. Qual a solução? Ser puxada também. Busque mentores que a estiquem, puxem e empurrem, procure fazer parte de fóruns de

VIDA AMOROSA E SOCIAL

discussão e debate, entre em mentorias, faça parte de um clube de negócios e/ou *networking*, entre em um *mastermind*.

Se você for a pessoa mais inteligente e sábia da mesa, a mesa vai vencê-la. A mesa sempre vence! Então sente em mesas nas quais você possa ensinar e aprender, dar e receber, evoluir, seguir em frente, aumentar o seu brilho. O que a fará sentar nessas mesas? Todos temos algo a ensinar, a contribuir. Procure entender as necessidades das pessoas com as quais deseja se conectar, verifique em que você pode ajudá-las, gere reciprocidade.

Recentemente, comecei a me sentar em mesas ao lado de bilionários e me deparei com uma nova perspectiva. Pessoas com aviões e helicópteros particulares, mas simples, acessíveis, cristãs, de boa índole, de família, com propósito, que construíram sua própria riqueza e empregam dezenas de milhares de pessoas. E, de novo, percebi meu preconceito com o dinheiro. Caramba! Meu brilho ainda estava limitado e eu só consegui romper mais essa barreira, porque pude ser puxada, esticada.

Ao longo desses anos, desenvolvi uma proporção que me fez avançar. Eu a chamo de *Networking* 70/20/10.

Ao longo de um ano você manterá 70% dos seus relacionamentos, inclusive, alguns recentes que precisa nutrir, alimentar, consolidar. Buscar 20% de novos relacionamentos, conhecer pessoas novas, que a estiquem, acrescentem, que puxem, ou que, no mínimo, haja uma troca saudável. Nesse processo, perceberá que algumas amizades e conexões não fazem mais sentido para você, os valores mudaram, os pensamentos não são os mesmos e algumas atitudes de certas pessoas ferem seus princípios. São os 10% restantes da sua lista *de networking*, simplesmente diminua o contato, não busque mais, perca essa conexão.

Você provavelmente está familiarizada com a máxima "perder para ganhar". Perder o antigo para ganhar o novo. Não há como mudar a mentalidade de alguém que volta para um ambiente tóxico e é taxada de louca e sonhadora, no qual as pessoas fazem lavagem cerebral. Se você ouve isso da sua família, entenda: família nós honramos e respeitamos, amigos e pares escolhemos.

DESPERTE A MULHER BRILHANTE QUE EXISTE EM VOCÊ

Vale o famoso provérbio biblico: "Diga-me com quem andas e eu direi quem és". Na animação infantil *O Rei Leão*,[13] Simba perdeu sua identidade porque durante toda a vida foi herbívoro e pacato. Em *Kung Fu Panda*,[14] um urso panda acreditava ser um pássaro. Contrariando o ditado, eu digo: Pato que anda com galinha é, sim, capaz de morrer afogado!

---

13 O REI Leão. Direção: Rob Minkoff e Roger Aller. EUA: Walt Disney Pictures, 1994. (1h 29min).

14 KUNG Fu Panda. Direação: Mark Osborne e John Stevenson. EUA: Paramount Pictures, 2008. (1h 30 min).

UM BOM *NETWORKING* CORRESPONDE A 70% do seu crescimento profissional. É POR MEIO DELE QUE VOCÊ AMPLIA SUA REDE DE CONTATOS, FORNECEDORES E CLIENTES, FAZ E CONSEGUE INDICAÇÕES.

CAPÍTULO **SETE**

SAÚDE E FÍSICA

MENTAL

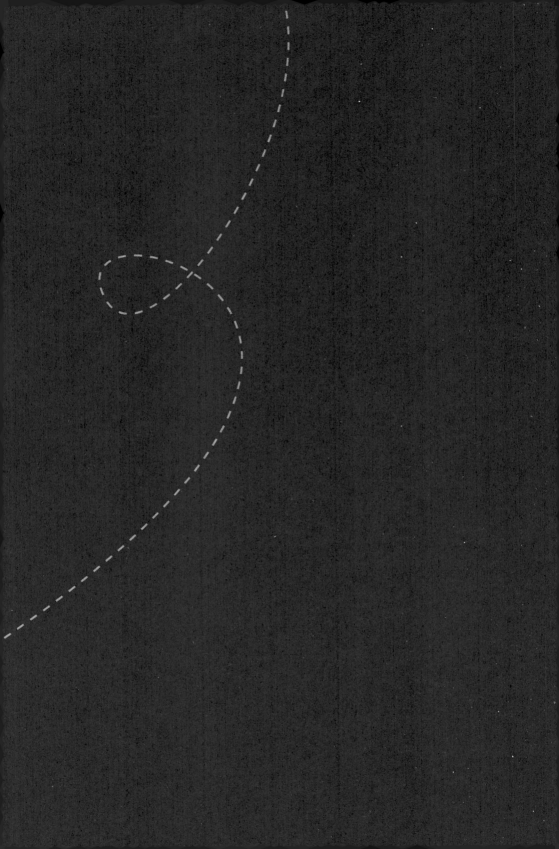

Caso sua mente e seu corpo não estejam saudáveis, provavelmente você não conseguirá cumprir os outros pilares. Você não consegue ser produtiva sem saúde. Se seu corpo não está bem, não há como produzir, sair com amigos, manter um relacionamento estável. Você não conseguirá ajudar, cuidar, amar os outros, se antes não fizer isso com você. Portanto, cuidar da sua saúde mental e física é primordial para obter sucesso e brilhar.

Quantas vezes você deixou de fazer algo porque se sentiu indisposta, com dores de cabeça? Quantas vezes negou convites para sair porque estava cansada? Quantas vezes não conseguiu cumprir prazos por desânimo e medo? Não existe qualquer outro pilar que funcione sem a saúde!

CORPO: A EXPRESSÃO DE QUEM VOCÊ É

Ao longo da história, diversos autores tentaram descrever em palavras o corpo humano. Anatomicamente, de maneira geral, trata-se da estrutura física de um organismo vivo com todas as suas funções fisiológicas. Cientificamente, trata-se de um instrumento de identidade: nenhum corpo é igual ao outro em qualquer aspecto, íris, impressões digitais, código genético. Culturalmente, o corpo assumiu diversos papéis ao longo da história, nas diferentes partes do mundo, com as influências tribais e religiosas, expressas em formas, tatuagens, vestimentas, enfim, estética.

O corpo é onde a mente e alma encontram expressão. Sorriso, lágrima, dor física, cansaço, toque, beijo, orgasmo, prazer, tudo é expresso pelo corpo. Quando alguém tem uma doença na alma, como a depressão, por exemplo, os remédios atuam no corpo (cérebro), que corrige a transmissão neuroquímica que regula o humor, as emoções. Cuidar do corpo também quer dizer cuidar das emoções. Para produzir, seu corpo precisa estar equilibrado, descansado e nutrido.

Basicamente, para seu corpo funcionar ele precisa estar nutrido. E quando falamos em nutrição, a alimentação é apenas uma das partes.

Sono e descanso é outra. Exercícios para manter seus hormônios, metabolismo e disposição é outra. Todos os seus órgãos precisam de cuidados e atenção, incluindo o cérebro. Cuide-se, exercite-se, alimente-se bem, faça *check ups* regularmente e, se necessário, suplemente o que precisa: aditivos para vitaminas e minerais, reposição ou modulação hormonal, nootrópicos para o cérebro. Pessoas que performam, que vivem mais, que são felizes e que têm resultados cuidam da saúde. Nenhum sucesso profissional justifica falência da saúde física e emocional. Isso precisa estar em primeiro lugar. Primeiro você, seu corpo, sua mente, depois todo o resto.

Quando entrei em depressão, o corpo tentou me avisar que precisava de cuidado, mas eu não dei atenção. Minha coluna doía, e antes de 30 anos, fui diagnosticada com hérnia de disco e artrose na mesma vértebra. Fui diagnosticada também com úlcera, gastrite severa, sinusite e infecção urinária crônica. Todos os meus exames alterados e eu não parava de engordar.

Apenas quando a situação se complicou, me mobilizei para resolver. Fiz todos os exames, entrei na academia, emagreci onze quilos em dois meses, perdi 10% de gordura, passei a suplementar o necessário, a me alimentar direito, a fazer exercícios. Isso foi fundamental para que eu executasse em três anos o que até então havia feito em dez – e com saúde! Acredite, todos esses problemas sumiram. Todos!

Se você diz que não tem tempo para sua saúde agora, ela cobrará uma conta grande depois. Eu descobri na marra que alguns hábitos são vencedores e jamais os abandonarei novamente, pois sei as consequências. É impossível alcançar resultados em qualquer área da sua vida sem saúde!

SONO/DESCANSO

O sono é uma necessidade natural do organismo humano, uma configuração programada, na qual o corpo consegue atingir o estado de relaxamento necessário para se recarregar. Na verdade, "relaxamento" é um pouco aquém do que queremos com o sono.

SAÚDE MENTAL E FÍSICA

Em uma primeira fase, pode até ser: o sono chamado NREM (ou "não REM") é basicamente apenas relaxamento. Porém, depois que essa fase está completa, é possível atingir um nível mais profundo, o sono REM (*rapid eye movement*), que, como o próprio nome diz, é caracterizado pelo movimento rápido dos olhos e pelos sonhos. Nessa fase, o nível de atividade mental é bem semelhante ao que se tem quando acordado.

Alguns outros aspectos da saúde, como alimentação e exercícios físicos, interferem diretamente na qualidade do sono. Uma má qualidade de sono mostra-se muito cara, porque a consolidação de memórias diárias, incluindo tudo o que você aprendeu naquele dia, ocorre durante o sono. Caso ele não seja de boa qualidade, é comum que ocorram lapsos de memória e consequentemente uma piora no aprendizado e no raciocínio. Além disso, frequentes noites de insônia podem causar danos permanentes às células nervosas e aumentam o risco de doenças na terceira idade, o Alzheimer entre elas. Se você reclama de falta de criatividade, se não tem *insights* para resolver problemas, se por mais que estude não consegue aprender, o problema pode ser sono.

Durante o sono, é liberado um hormônio chamado melatonina, importantíssimo para regular o nosso relógio biológico. Não há consenso sobre um horário certo para dormir, mas sabe-se que a incidência de luz (dormir de dia, ou em um local claro), sobretudo a luz azul (presente em aparelhos eletrônicos como celular, computador e televisão), prejudica a qualidade do sono e a produção de melatonina.

Nosso ciclo de sono dura 90 minutos, e é importante não interromper esse ciclo. Quando você desperta sozinha, seu corpo desperta entre ciclos, mas, se usa o despertador, ele a desperta no meio de um ciclo, e você acorda cansada – não importa quantas horas tenha dormido. Aplicativos como o *Sleep Cycle* a ajudam nessa regulação, pois acompanha seus padrões de sono e desperta durante o sono leve. É justamente por não dever interromper esses ciclos que a função "soneca" do despertador é tão prejudicial e seu primeiro inimigo pela manhã. Abandone-a.

DESPERTE A MULHER BRILHANTE QUE EXISTE EM VOCÊ

Se você tem problemas para dormir, pode também utilizar alguns aplicativos, aprender sobre auto-hipnose e exercícios específicos. Desde que comecei a estudar sobre e a aprender essas técnicas, durmo entre seis e sete horas por dia e acordo muito mais disposta do que quando dormia nove horas.

Uma dessas técnicas, chamada 4-7-8, ensina a controlar sua respiração para conseguir dormir em até três minutos. Com ela, você diminui seu ritmo cardíaco e aumenta o transporte gasoso no sangue, o que promove relaxamento e, consequentemente, o alcance da primeira fase do sono. Funciona assim:

1. **Expire completamente pela boca;**
2. **Inspire apenas pelo nariz durante 4 segundos;**
3. **Prenda a respiração por 7 segundos;**
4. **Expire lentamente pela boca em 8 segundos;**
5. **Repita.**

Outra técnica que melhora a disposição, principalmente em dias exaustivos, de viagens longas, palestras ou *sprints* no trabalho, é a *Power Nap*. Ela consiste em tirar um ou dois cochilos ao longo do dia que não ultrapassem meia hora. Mas cuidado! Se você passar de meia hora, pode alcançar o efeito contrário, entrar em inércia do sono, ou seja, quando, depois de 30 minutos, entra no ciclo completo do sono, e não pode o interromper. Quando executada de maneira correta, a técnica é benéfica e ajuda a diminuir o estresse.

Também senti uma melhora quando passei a dormir mais cedo. Antes, eu dormia às duas ou três horas da madrugada, pois acreditava ser mais produtiva à noite, mas alguns hormônios têm hora certa para serem liberados, funcionam com a presença ou ausência de luz solar. Durante 25 anos da minha vida eu dormi depois da uma hora da manhã. Como eu consegui adquirir novos hábitos? Estudei, pesquisei, procurei médicos especializados em insônia, aprendi e apliquei técnicas como as descritas acima.

SAÚDE MENTAL E FÍSICA

De maneira geral, a insônia é caracterizada pela frequente dificuldade para dormir, seja adormecer, consolidar o sono, ter uma má qualidade de sono ou um despertar precoce. Isso impacta negativamente a produtividade e o rendimento diurnos do indivíduo, levando-o a uma grande queda de performance.

Hábitos noturnos desregulados, consumo alimentar errado, iluminação, desequilíbrio hormonal, síndrome do pensamento acelerado, problemas emocionais, consumo excessivo de cafeína e outras substâncias, tudo isso pode gerar insônia. Ao procurar os médicos, descobri que dois fatores me impediam de completar meus ciclos do sono e por isso, mesmo que eu dormisse dez horas por dia, ainda acordava cansada: um apertamento dental, semelhante ao bruxismo, que me fazia já acordar com enxaqueca, causado pela ansiedade, ou seja, sintoma de um problema emocional; e uma apneia do sono, eu acordava engasgada e sem ar.

Em certo nível, todos paramos de respirar por alguns momentos enquanto dormimos, sem que isso cause nenhum dano. Isso porque o padrão de respiração é mesmo diferente entre uma pessoa dormindo e uma pessoa acordada. Porém, quando isso ocorre em demasia, é sinal de síndrome da apneia obstrutiva do sono. Além dos problemas causados ao sono, pois as interrupções respiratórias levam a pessoa a despertar várias vezes durante a noite, a apneia pode causar outros problemas de saúde por prejudicar a oxigenação geral no corpo.

Além de modificar os hábitos e aplicar técnicas que influenciassem diretamente a qualidade do sono, passei a me alimentar melhor. Durante quatro anos, segui uma dieta restritiva, pesava cada refeição, mas aquilo deixou de fazer sentido para mim. Diminui em 80% o consumo de açúcar refinado, frituras, enlatados e embutidos, aumentei o consumo de frutas e verduras e dei preferência a proteínas boas. Passei a me alimentar de manhã, de tarde e de noite e aumentei três vezes a ingestão de água. Procure um nutricionista, beba água e coma comida de verdade, só isso já ajudará muito!

DESPERTE A MULHER BRILHANTE QUE EXISTE EM VOCÊ

EXERCÍCIO/MOVIMENTO

Movimento é sinônimo de vida. Tudo o que é vivo, seja um ser humano, um animal, uma bactéria ou uma planta, se movimenta.

Uma das leis de Newton, que regem o comportamento dos corpos físicos, é a lei da inércia. Em termos acadêmicos, a inércia significa basicamente que um objeto em repouso ou movimento retilíneo uniforme tende a permanecer nesse mesmo estado se a força resultante sobre ele é nula. Ou seja, se você está parada, o esforço para se colocar em movimento é muito maior do que o esforço para se manter em movimento uma vez que já está se movendo. Por isso, o primeiro passo é o mais difícil – certamente, o que demanda mais esforço.

Da mesma maneira, o que está em movimento tende a permanecer em movimento. Tente frear o carro de uma vez e veja o que acontece – aliás, não faça isso! O carro pode até parar, mas você continuará em movimento e terá um solavanco.

Eu era completamente sedentária até resolver mudar meus hábitos. Desde então, fiz academia, *Jiu-jitsu*, *Muay Thai*, aulas de dança e, atualmente, aulas de tênis. A disposição é outra. Durante o exercício, você se desvencilha das descargas emocionais acumuladas durante o dia e se sente mais leve. A atividade física libera hormônios muito benéficos – tão bons e estimulantes que é comum o vício, não na atividade em si, mas na sensação que ela proporciona. Entre esses hormônios estão:

1. **Adrenalina:** responsável por manter o estado de alerta, aumentar a frequência cardíaca e auxiliar a queima de calorias.

2. **Endorfina:** um analgésico natural produzido pelo próprio corpo, ela age no alívio de dores e na redução da ansiedade. É a responsável pela sensação de bem-estar e proporciona uma melhor resposta do sistema imune e um aumento na disposição física e mental.

3. **Noradrenalina:** semelhante à adrenalina, mas demanda um exercício de maior intensidade para a sua liberação. Ajuda a aumentar

o gasto energético, auxilia a perda de peso e a disposição. Em excesso, no entanto, pode causar mau humor e estresse.

4. **Hormônios da juventude (HGH e IGF1):** auxilia a queima de gordura e é responsável pelo crescimento de novos tecidos no organismo, promovendo a construção de fibras musculares.

5. **Serotonina:** conhecida popularmente como o hormônio da felicidade, ela ajuda a manter o bom humor e proporciona maior estabilidade emocional, além de contribuir com a manutenção da temperatura corporal e dos níveis de colesterol.

6. **Portanto, descanse, alimente-se, mantenha-se em movimento.** Seu corpo agradece e assim ele poderá fazer sua mente funcionar melhor! E sem saúde emocional a vida não tem graça. Ninguém quer apenas sobreviver, queremos viver com intensidade.

MENTE: O QUE ESTÁ POR TRÁS

O conceito de "mente" é bastante debatido, principalmente na tríade mente-corpo-espírito. Enquanto o conceito de corpo é bastante claro, por vezes é difícil separar os de mente e de espírito.

De acordo com os dicionários, mente é:

1. **Parte incorpórea, inteligente ou sensível do ser humano; espírito, pensamento, entendimento.**

2. **O desenvolvimento intelectual, a faculdade intelectiva; inteligência, mentalidade.**

A psicologia, a psicanálise e algumas vertentes de hipnose, no entanto, trazem minúcias com relação às partes que compõem o todo chamado "mente". Apresento a seguir um mapa que chamamos Modelo da Mente, desenvolvido pelo hipnotista Gerald F. Kein, e depois trago especificamente cada uma das partes que o compõe:

DESPERTE A MULHER BRILHANTE QUE EXISTE EM VOCÊ

MODELO DA MENTE

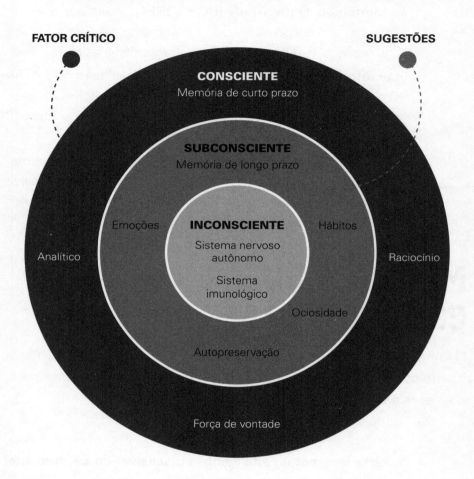

CONSCIENTE

A parte consciente, que corresponde somente a 5% da totalidade da mente humana, é o setor responsável por memória de curto prazo, pensamento analítico, raciocínio lógico, força de vontade, entre outros. Em resumo, tudo aquilo que você acredita ser, que decide e que sabe corresponde apenas a 5% do que realmente existe e controla a sua mente. Mas cinco dos seus melhores soldados ainda não são páreos para enfrentar, sozinhos, os outros 95%.

PRIMEIRO *você,* SEU *corpo,* SUA *mente,* DEPOIS TODO O RESTO.

SUBCONSCIENTE

Enquanto lê esse livro, o seu lado racional presta atenção nas páginas e nas palavras escritas, mas você está subconscientemente ciente de vários outros estímulos a sua volta, por exemplo, algum som no ambiente, a temperatura, se a posição está ou não confortável, se seus olhos estão cansados, se está com fome, sede, vontade de ir ao banheiro, qual o nível da iluminação etc.

Todas essas informações das quais você tem ciência sem ter de pensar muito são dados coletados e interpretados pelo seu subconsciente, de acordo com as suas crenças e programações, com o único intuito de a proteger.

Você tem noção de qual a porcentagem da nossa mente que é composta pelo subconsciente? Pasme! De 92% a 93%! Mais de 90% do que você é está na sua mente subconsciente: a nossa memória de longo prazo, da sua infância, adolescência, algo que ocorreu há muito tempo atrás; os nossos hábitos, sejam bons ou ruins; todas as nossas emoções, os nossos sentimentos e nosso senso de autopreservação. O único intuito do subconsciente é nos proteger.

Ele armazena nossos dogmas, nossas crenças, nossos valores e todo o nosso mapa de mundo. Toda a visão que você tem de si e dos seus arredores, das outras pessoas e do universo é tecido cuidadosamente no seu subconsciente. A pergunta é: Desde quando?

A hipnose, em algumas escolas, entende que o subconsciente está em ação desde que você estava na barriga da sua mãe. A psicanálise freudiana condiz com essa crença quando afirma que o primeiro grande trauma também presente no subconsciente é o nascimento.

INCONSCIENTE

Seu coração está batendo? Você está respirando? Está piscando? Seu corpo está, neste momento, combatendo bactérias, vírus e outros corpos invasores? Agradeça ao seu inconsciente. Ele é bem pequenininho, representa apenas 2% a 3% da sua mente, mas tem um papel primordial na sua sobrevivência.

SAÚDE MENTAL E FÍSICA

É possível, sozinha, você parar seu coração? É possível, sozinha, você parar de respirar? Talvez, por um tempo apenas. E por quê? O inconsciente é responsável por te manter vivo, manter o seu corpo em funcionamento. Se você estiver se afogando, o que acontece? O seu corpo "apaga". Acontece o mesmo se você levar um golpe, por exemplo. Tudo isso parte do seu inconsciente na tentativa de protegê-la. Nele encontra-se o seu sistema imunológico, o seu sistema nervoso, suas reações instintivas e os seus instintos mais primordiais, por exemplo.

Atividades e dinâmicas ancestrais que vemos em rituais de atletas, pessoas de alto rendimento, filósofos e outros têm como base o conceito de Modelo da Mente. Tomar banho gelado ou acordar bem cedo são maneiras de dizer para o seu subconsciente: "Eu sei que você é poderoso, mas o consciente ainda existe e manda também. Eu sou dono de mim!".

Mas até que ponto a mente é parte essencial da tríade corpo-mente-espírito? A doutora Caroline Leaf,[15] neurocientista cognitiva extremamente conceituada no estudo de neuroplasticidade, afirma: "Você pode passar três semanas sem comer, três dias sem água, três minutos sem oxigênio, mas não passa sequer três segundos sem usar sua mente. Ela está funcionando 24 horas por dia, sete dias por semana".

MENTE × CORPO

A relação direta entre mente e corpo é muito mais séria do que você pode imaginar, e ambos estão bem mais conectados do que parece.

Você sabia que doenças autoimunes, como câncer, lúpus, vitiligo e tantas outras são geradas na mente?[16] Se você buscar causas físicas,

---

15 LEAF, C. **Cleaning up your mental mess**: 5 simple, scientifically proven steps to reduce anxiety, stress, and toxic thinking. Ada: Baker Books, 2021.

16 EXPLORING YOUR MIND. **The role of the mind in autoimmune diseases**, [s.d.]. Disponível em: https://exploringyourmind.com/role-mind-autoimmune-diseases/. Acesso em: 21 out. 2021.

DESPERTE A MULHER BRILHANTE QUE EXISTE EM VOCÊ

elas não existem. Somente sintomas físicos. Ninguém nasce com uma doença autoimune. E o que é uma doença autoimune? É o corpo atacando a si mesmo em um processo de autodestruição. Em sessões de hipnoterapia, percebemos muitas pessoas com sentimento de abandono, de culpa, de que não são merecedoras, acabam por desenvolver doenças que as matam. A autorrejeição criada na mente desencadeia uma resposta física à altura.

Há ainda as doenças psicossomáticas: quando o sofrimento mental e psicológico causa ou agrava doenças físicas. O paciente queixa-se fisicamente, em vários locais do corpo, de problemas que não podem ser explicadas por doença alguma e menos ainda por perspectivas de alterações orgânicas no corpo do indivíduo.

Existem distúrbios presentes em nossas vidas que se iniciam nas emoções, na mente, no subconsciente.

O que é um trauma se não algo da sua mente? E ora, se está exclusivamente na sua cabeça, por que alguém com coulrofobia (fobia de palhaços), por exemplo, fica completamente imobilizada ao ver um palhaço, objeto de seu medo? Por que sua frio, grita ou foge? Por que libera uma imensa carga de adrenalina, um hormônio físico? Por que o corpo responde tão imediatamente?

Da mesma forma, o que acontece com seu estado mental a partir da sua postura corporal? É possível estar extremamente feliz, exultante, radiante e com a cabeça baixa e ombros caídos, com uma expressão neutra no rosto? Não! É possível estar profundamente entristecido e gargalhar? Não, também! Pelo menos, não naturalmente.

Quando falo sobre a tríade da motivação, a fisiologia, ou seja, sua posição corporal, alinha sentimentos para que, em conjunto, promovam uma ação exitosa. O que são as afirmações positivas e de poder? Comandos para que sua mente coordene emoções e faça seu subconsciente trabalhar a seu favor. Por isso, tão importante quanto aprender sobre vendas, marketing, fazer cursos técnicos e profissionalizar-se é buscar performance e resultados através do cuidado da sua saúde física e mental. Quando quebrei, quem quebrou primeiro foi a minha saúde emocional. Depois meu corpo. Eu tinha recursos, tinha saídas, mas não conseguia raciocinar.

SAÚDE MENTAL E FÍSICA

Por isso fiz imersões de cura, imersões comportamentais, cursos de *leader training,* formações em *coaching* e PNL. Eu evoluí tanto com o autoconhecimento e autodesenvolvimento que me tornei uma treinadora comportamental e desenvolvi o primeiro *leader training* exclusivo para mulheres no Brasil.

Invista em autoconhecimento e na sua saúde emocional. Cuide de você. Se você não o fizer, quem fará?

O ÚNICO INTUITO DO SUBCONSCIENTE É NOS PROTEGER.

CAPÍTULO **OITO**

ESPIRITU

ALIDADE

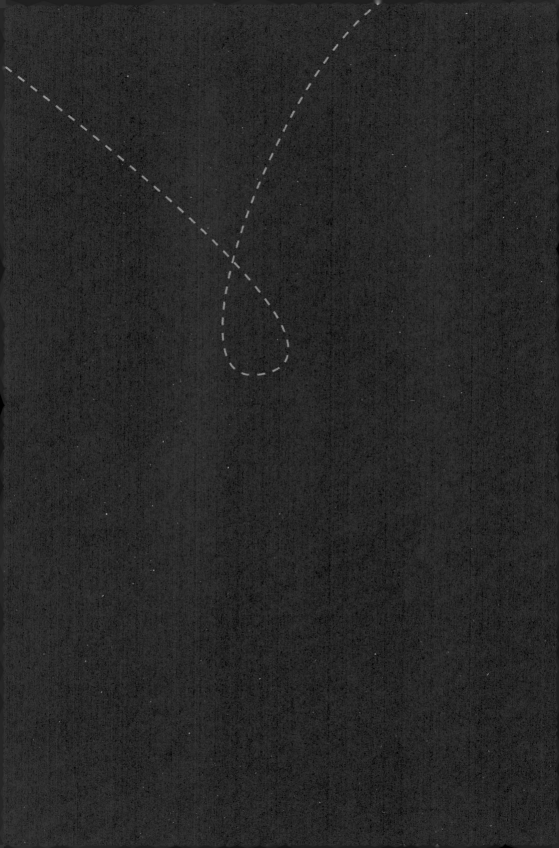

A espiritualidade é uma necessidade antropológica. Mesmo povos isolados, sem linguagem escrita, com pouco desenvolvimento medicinal... todos, sem exceção, acreditavam em uma força maior, uma divindade, um criador, uma fonte energética ou qualquer outro nome que se enquadre em seu mapa de mundo. Todos os nossos padrões de comportamento, aceitação de assuntos específicos, pessoas com as quais nos relacionamos ou lugares que frequentamos passam pelo filtro das nossas crenças, daquilo em que acreditamos.

A física quântica chama a materialização do pensamento de colapso, outras correntes chamam de lei da atração, os cristãos e outras religiões chamam de fé. A fé é a certeza de coisas que não foram comprovadas, a convicção do que ainda se espera. A Bíblia diz que a fé pode mover montanhas. Ou seja, a fé é a força de um pensamento que ensejará ações, que fará contatos, levantará recursos e realizará algo.

Eu já expliquei que a ação gera resultados e os resultados produzem crenças positivas, mas agir sem acreditar não é tão fácil assim. Não somos mais crianças que só fazem o que querem, somos adultos, fazemos o que precisa ser feito. Contudo, quando se acredita em um propósito maior, ou em uma força divina, certamente você coloca uma energia diferente no que faz.

Podemos, às vezes, duvidar das nossas capacidades, mas não há quem duvide da capacidade divina. Com a fé de que tudo será resolvido, colocamos toda a nossa força em realizar o que nosso coração sonhou e desejou. A fé é um recurso poderoso.

Estar conectada com sua fé, com suas crenças, é um impulso para os seus projetos, é centelha da chama que vive acesa, o aumento contínuo do seu brilho. Somente com uma forte ligação com a sua espiritualidade você é capaz de resolver problemas, de ter coragem todos os dias para enfrentar dificuldades e barreiras. É a fé que não deixa você desistir, porque é exatamente o que a faz acreditar que coisas maiores estão por vir.

Que tal um exercício para exercitar sua fé? Durante 21 dias, ao acordar, conecte-se espiritualmente com sua fé. Seja grata, reflita, confie. Em seguida faça a lista de afirmações positivas.

SABEDORIA: O ATIVO MAIS PRECIOSO

Perguntaram a um grupo de homens: "Vocês podem escolher uma de duas opções: um saco de ouro ou uma tábua com as cinco leis do ouro. O que escolhem?". A resposta foi unânime: "O ouro". Contudo, se tivessem escolhido a tábua, ela ensinaria a ganhar cem vezes mais ouro do que o que estava naquele saco. O ímpeto de ter facilmente em um curto espaço de tempo roubou-lhes muita prosperidade. Se fossem mais sábios, tivessem domínio próprio e paciência, teriam evoluído muito mais.

Será que existe alguém no mundo que não deseja ser sábio? O arquétipo do "sábio" remete a pessoas de grande poder intelectual, que buscam, acima de tudo, a verdade sobre o universo e sobre si mesmas. Há uma busca incessante pela descoberta do próprio "eu". A sabedoria está, portanto, profundamente ligada à identidade. Afinal, como é possível conhecer o outro sem antes conhecer a si?

A sabedoria está diretamente ligada ao entendimento e à inteligência e, antes que você diga que não é inteligente, vou apresentar as nove inteligências:

1. **Espacial:** capacidade de percepção do mundo de maneira tridimensional, facilidade em perceber espaço, áreas, distâncias, localizações, direções.

2. **Corporal e cinestésica:** coordenação entre o corpo e o cérebro nos movimentos e na coordenação motora fina.

3. **Musical:** facilidade em diferenciar as variantes dos sons, ritmos, nuances, timbres e tons.

4. **Intrapessoal (emocional):** autoconhecimento e entendimento de si próprio, de seus pontos fortes e de melhoria, seus sonhos e desejos, suas emoções.

ESPIRITUALIDADE

5. **Interpessoal (relacional):** capacidade empática de entender o outro ou colocar-se no lugar dele, de se relacionar encontrando reciprocidade.

6. **Lógico-matemática:** capacidade analítica que permite medir, quantificar e avaliar possibilidades, dados e hipóteses.

7. **Linguística:** capacidade de coordenar e ordenar palavras, símbolos e frases. Percepção criativa e organizada da comunicação.

8. **Existencial (espiritual):** facilidade para entender a relação da vida e da morte e questões existenciais, como propósito de vida.

9. **Naturalista:** compreensão da relação entre a natureza, o meio ambiente e os seres vivos.

Entenda: todos nós temos essas nove formas de inteligência. Em cada um, algumas se manifestam de maneira mais desenvolvida do que outras. Não tem como ter todas elas altamente desenvolvidas, é comum ter duas ou três principais e as outras como secundárias. Minha inteligência musical é baixa. Plantas não duram muito tempo sob meu cuidado. Os animais não são tão apegados a mim. Minha capacidade analítica é muito mais baixa que minha capacidade de comunicação. Entende?

Além de ter essas inteligências de maneira natural, você também pode desenvolvê-las. Foi o que fiz com a inteligência intrapessoal, por exemplo. Ao longo deste livro estamos desenvolvendo suas inteligências também.

Por isso, chamar de "burra" a criança que não vai bem na escola é uma atitude ignorante de alguém que não percebe outras formas de inteligência além daquelas comumente cobradas pelas instituições de ensino. Se você foi uma dessas crianças, saiba que a inteligência é medida por algo muito além desses padrões escolares.

Alguns anos atrás, muito se falava em Quociente de Inteligência (Q.I.), que leva em consideração o raciocínio lógico e a capacidade de pensamento estratégico. Recentemente, mais se fala em Quociente de Inteligência Relacional (Q.R.), Inteligência Emocional ou Espiritual.

157

Eu sempre fui uma criança tida como inteligente, a *nerd* da turma, porém, como era adiantada, era sempre a mais nova, a excluída das rodinhas. Eu só era procurada para trabalhos em grupo ou para uma "ajudinha" na prova. Isso me transformou em uma adulta insegura e sempre em busca de resultados excelentes, pois assim eu seria aceita. Somente quando comecei a estudar sobre desenvolvimento humano, várias crenças limitantes foram desconstruídas. Uma das maiores chaves para isso acontecer foi descobrir minha real identidade – sem precisar me rebaixar, me comparar ou exigir certos comportamentos para me enquadrar.

IDENTIDADE ENQUANTO SER HUMANO

Invariavelmente, durante toda a história da existência humana, o homem tentou encontrar para si uma definição que englobe o sentido da vida. Dos milhares de conceitos que surgiram, o que você optou por acreditar e tomar como realidade é o que determina a sua identidade, que dita todo o curso da sua vida. Se você acredita que é culpada, passará a vida dando justificativas. Se pensa que é pobre, passará a vida agindo assim. Se acredita que não merece amor, não o encontrará.

A identidade está intimamente ligada ao pilar da espiritualidade, uma vez que o sentido da vida é encontrado a partir da sua criação. Independentemente da sua crença religiosa, todo ser humano acredita em uma origem, seja Deus ou o *Big Bang*. "O que é o homem?" e "Quem sou eu?" são as perguntas base de tóda a antropologia.

Foi o filósofo alemão Friedrich Nietzsche que afirmou que Deus estava morto. Estudando mais a fundo a história do filósofo, você descobrirá que, em 1889, com por volta de 44 anos e já muito bem conceituado desde a juventude entre os meios filosóficos, Nietzsche sofreu

ESPIRITUALIDADE

um colapso. Esse mesmo homem um dia foi questionado sobre quem era e respondeu: "Há quarenta anos me pergunto quem eu sou, de onde vim, para onde vou e o que estou fazendo nesse mundo". A fala é interessante, pois mostra uma clara ligação com sua declaração anterior sobre a morte de Deus e a posterior falta de clareza acerca de si mesmo. Para mim, ao afirmar que Deus estava morto, Nietzsche fazia mais do que atacar um conceito ou uma religião, demonstrava que perdeu sua ligação com a criação, com a origem de tudo o que há, e consequentemente com o seu próprio propósito. Ele parecia não saber mais quem era.

Sócrates dizia: "Conhece-te a ti mesmo". Para Platão, o homem é um animal que anda sobre dois pés. Bem parecida com a ideia de Voltaire de que o homem é simplesmente um bípede sem asas. Para Aristóteles, o homem é um animal sociável. Para Dante, um animal ridículo. Sófocles afirmou que o homem nada mais é do que um sopro e uma sombra. Horácio disse: "somos pó e sombras". Edmund Burke: "Somos um animal religioso". Molière: "Não passamos de um animal vicioso". Para Karl Marx, o homem é um animal trabalhador, sem espírito e sem alma. Homero teria dito que entre todas as coisas que respiram e andam na Terra, nenhuma é mais lamentável do que o homem; já a Thomas Hobbes é atribuída a célebre "o homem é o lobo do homem".

Infelizmente, grande parte da nossa antropologia e filosofia antropológica diminui a espécie humana a algo inferior, pequeno, sujo ou indigno, no qual nossa própria existência é vista como um erro e o ser humano é tratado como um ser de natureza vil.

Crescemos ouvindo esses autores, lendo romances tristes, tórridos, utopias amorosas, como se a vida fosse uma eterna dor. Mas essa não é a verdade! A ideia da criação e do motivo da criação voltada à espiritualidade, independentemente da religião, traz de volta o que seria o propósito e a honra ao ser humano. Historicamente, as religiões aproximam o homem e o próprio Deus. Somos criadores da nossa realidade, parte importante para o todo, somos protagonistas – e não vítimas.

Em Gênesis, Deus diz que criou o homem à sua imagem e semelhança e o fez para dominar tudo o que existe. Deus mandou o homem encher e subjugar a terra, fazer os recursos o servirem e dominar sobre as circunstâncias. Domínio é governo. Governo das suas faculdades mentais, da sua vida, dos seus resultados. Subjugar a terra é ter prosperidade. O conceito cristão de que o próprio Deus tenha se feito homem e habitado no meio da humanidade, chamando todos de irmãos, filhos de um mesmo Pai, espalhou-se pelo mundo com uma mensagem de valor à espécie humana.

Quando falamos sobre identidade, é importante ter em mente duas coisas: com o que você se identifica e com o que se desidentifica. Saber quem é, quem quer ser, quem pode se tornar, e também saber quem não é e quem não quer ser.

Para ajudá-la a encontrar sua verdadeira essência, preencha a ferramenta a seguir. Ela permitirá que você identifique sua limitação, sua fraqueza, sua sombra. A partir disso, encontrará uma resolução para seu potencial e sua verdadeira essência, quem você é. Você nasceu para ser feliz, próspera e deixar um legado, essa é a sua essência inquestionável!

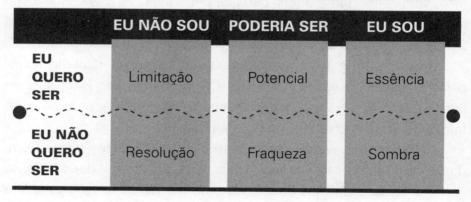

QUADRO DA IDENTIDADE

	EU NÃO SOU	PODERIA SER	EU SOU
EU QUERO SER	Limitação	Potencial	Essência
EU NÃO QUERO SER	Resolução	Fraqueza	Sombra

Se, por algum acaso, você duvidar de quem pode ser, de todo seu potencial e da sua essência, pense: *O que Deus pensa sobre mim? O que o Universo diz que sou capaz?*

Quem é você para não brilhar?

ESPIRITUALIDADE

PRINCÍPIO DA SEMEADURA

O princípio da semeadura nada mais é do que uma base que afirma que todos somos livres para plantar (ou não) o que quisermos, quando quisermos, na quantidade que quisermos. Entretanto, somos obrigados a colher aquilo que plantamos, em medida muito superior, e no tempo certo. O grão de mostarda, uma das menores sementes conhecidas, é responsável pelo surgimento de uma árvore imensa. A semeadura é opcional, mas a colheita é obrigatória.

Por que fazemos coisas erradas? Porque as coisas erradas trazem benefícios imediatos e malefícios a longo prazo. Você não sente o mal na hora, mas o sentirá em algum momento. E por que não fazemos o certo? Porque fazer a coisa certa exige que façamos mais trabalho para termos benefícios futuros, não imediatos.

Tudo está na sabedoria de dominar o tempo, deixar de viver no Chronos (tempo cronológico) e viver no Kairós (tempo contemplativo). Uma semente vive no Kairós, não dá a colheita agora, dá na próxima estação e nas próximas. Se for plantada em terra árida, não produzirá, se for plantada fora do tempo, morrerá – o Kairós é o tempo da oportunidade.

Um momento Kairós na sua vida é o ponto de inflexão. Quando se está no platô, quando acredita que suas forças acabaram, quando anda e continua em círculos, é um momento que exige coragem. Como quando eu decidi, em 2019, fazer o Mulher Brilhante acontecer e o vi como meu único plano. Não existe plano B, tenha um plano A e faça-o acontecer até dar certo. Levante-se, bata a poeira, arregace as mangas, refaça as rotas, calcule os suprimentos e parta para cima. Nada de fugir, de se curvar, enfrente e vença. Quando você descobre seu brilho, quando descobre quem você é, não há quem a segure.

Todas as pessoas sonham. Na verdade, são princípios e instintos de todo ser humano: fugir da dor e buscar o sonho. É por essas duas motivações que você faz tudo o que faz. Cada um dos seus projetos, dos seus anseios, é baseado em uma dessas duas prerrogativas. Fugir da dor, entretanto, é muito mais forte do que buscar o sonho. Se você só puder escolher um dos dois, escolherá fugir da dor, e essa é a causa de muitos dos nossos problemas. Sempre que aceitamos algo aquém do que queremos ou merecemos, agimos motivados pela fuga de algo que nos machuca, em vez de nos movermos em direção aos nossos sonhos. O medo nos impede de viver vidas extraordinárias.

Plante sementes boas, elas devolverão frutos quando você menos esperar. Quando eu precisei, trouxe à memória as sementes que havia plantado. Mesmo que ela esteja dormindo, remexa a terra, coloque um pouco de água, e ela florescerá. Mesmo que sua luz esteja com a bateria fraca, conecte-se à sua fé, recarregue suas energias e aumente seu brilho, dia após dia. Ele está aí, esperando que você o desperte. Saia do modo sobrevivência, entre no modo de vida plena. Desperte a Mulher Brilhante que existe em você!

PLENITUDE

Quando falamos de plenitude, falamos sobre um estado de fluência em todas as áreas da vida. Uma palavra que pode trazer a ideia mais clara de plenitude é a hebraica *Shalom*. Não tem tradução direta para o português, mas, além de ser usada como saudação, se olharmos sua construção mais profunda, significa "paz", seja entre duas pessoas ou a paz interior de cada indivíduo. Junto a esse conceito de paz, o *Shalom* conta também com os conceitos de integridade, nada quebrado, nada faltando e nada fora do lugar, ou seja, além da harmonia, há também a ideia de prosperidade e abundância, na qual não há escassez.

Caso ainda não tenha percebido, esse livro baseia-se em todos os pilares da nossa vida. O objetivo é ajudá-la a encontrar essa plenitude em cada um e em todos eles. Você pode e merece uma vida abundante e próspera em todas as áreas. Quem disse "sorte no jogo e azar no amor" certamente não compreendia o conceito de plenitude. Mais do

ESPIRITUALIDADE

que acreditar, você deve ter como meta alcançar essa paz e integridade em cada um dos seus pilares.

VOCÊ É CAPITÃ DO SEU BARCO

Não fazemos o que realmente podemos, vivemos da forma que cremos que podemos. Isso é muito claro no Ciclo da Maestria ou da Autossabotagem – você jamais será maior do que acredita que pode, e dificilmente será menor também, a tendência é que você se torne exatamente aquilo que pensa sobre si.

Seus conceitos de mundo e seu mapa neural ou modelo da mente já estão construídos. Faça uma reflexão e responda a si mesma, de maneira sincera: Qual a melhor versão que você consegue imaginar de si mesma? Como está sua família? Como está seu relacionamento conjugal? Você tem filhos? Quantos? Como eles estão? Você trabalha com o quê? Quantas horas por dia? Quanto tem na sua conta bancária? E, a partir da imagem que criou, reflita: Você está totalmente satisfeita e feliz com ela? Se a resposta for não, saiba que é possível mudar isso.

Apesar de você ter um mapa mental, com crenças e dogmas formados há décadas, absolutamente nada é imutável. Se até aqui, com a leitura deste livro, você já quebrou uma crença limitante que seja, já tem a prova incontestável de que sempre podemos alterar nossa forma de pensar. Podemos alterar para melhor ou para pior – só depende de nós. A essa capacidade de alterar nossa própria realidade, damos o nome de neuroplasticidade.

A neuroplasticidade é um conceito biológico e científico, mas que afeta diretamente a nossa mentalidade, porque, como vimos, mente e corpo são interdependentes. Assim como seu corpo pode afetar sua mente, sua mente também tem a capacidade (a nível celular) de alterar o corpo – nesse caso, o cérebro. Também conhecida como plasticidade neuronal ou cerebral, a neuroplasticidade é a capacidade nata que o sistema nervoso tem de adaptação. Ele literalmente se molda de acordo com estímulos, desenvolvimento e experiências vividas pelo indivíduo. Nenhum padrão é verdadeiramente sólido, nenhuma crença é imutável.

Durante toda a vida, independente da sua idade, do seu gênero, religião, raça ou qualquer outro fator, você tem a habilidade natural de aprender, e o seu conhecimento molda a forma como você enxerga o mundo. Somos a soma de todas as nossas experiências, e é por isso que ninguém vê o mundo como você.

Quando estudamos o sistema nervoso humano, entendemos um pouco sobre nossa programação natural. A plasticidade do sistema nervoso central tem três estágios: desenvolvimento, aprendizagem e pós-processos lesionais. A fase de aprendizagem permite que, a qualquer momento da vida, o indivíduo esteja propício a novos aprendizados, modifique suas crenças de acordo com novos conhecimentos adquiridos – e, portanto, o comportamento, seguindo o ciclo da maestria.

É muito comum ouvir mulheres dizendo que se sentem velhas para determinada atividade: começar uma faculdade, um projeto, um curso, uma empresa, um casamento, e por aí vai. As pessoas acreditam que existe um prazo para o aprendizado e que, se não conquistou algo quando "jovem", já não pode conquistar mais.

Engraçado. Na Copa do Mundo, você mantém a esperança, até os 45 minutos do segundo tempo, até as prorrogações e os pênaltis, de o Brasil fazer um gol. Você já presenciou algum placar ser decidido nos minutos finais? Se sim, por que essa mesma crença não pode se aplicar a algo muito mais importante, como os seus desejos e propósitos?

Você sabia que em campeonatos de *Jiu-Jitsu* qualquer ponto marcado nos primeiros cinco minutos simplesmente não contam? Os pontos só começam a contar nos minutos finais. Então, por favor, quebre hoje mesmo essa crença de que existem coisas que você não pode mais fazer, por qualquer motivo que seja. Você pode muito mais do que acha que pode.

Plante sementes boas, ELAS DEVOLVERÃO FRUTOS QUANDO VOCÊ MENOS ESPERAR.

ÍNDICE DE EXIGÊNCIA DO MEIO

Dentro dos estudos de análise comportamental, o Índice de Exigência do Meio (IEM) é um fator importante a ser considerado. Ele se refere ao nível em que o meio externo exerce pressão e influência sobre você. Ironicamente, ele é apenas o que *você acha* que as pessoas *acham de você*. Não necessariamente é a verdade – muito possivelmente não é –, visto que está sendo influenciado por duas visões diferentes: a que você acha que os outros têm de você e a sua sobre você mesma, sua autoimagem.

Ter um IEM alto significa que você constantemente tenta se adaptar ao que aparentemente é esperado de você e fica muito frustrada quando não consegue suprir essas expectativas. A longo prazo pode causar estresse, baixa autoestima e queda da moral, uma vez que você está constantemente lutando para ser uma versão diferente de si mesma.

Ter um IEM baixo, no entanto, também tem seus contras. Se você faz pouco caso do ambiente à sua volta, pode ser um sinal de baixa empatia ou mesmo de um problema social. Pode causar conflitos desnecessários, dificuldades de adaptação e bloquear uma sensação de pertencimento dentro de um grupo, um dos anseios básicos do ser humano.

A solução para isso é entender quem você é, qual contexto de convivência faz sentido para você, quais pessoas participaram disso, quais crenças você quer e deseja manter, quais deseja mudar, como deve agir para isso. Ou seja, é escolher ter uma vida realmente abundante. Se você não escolhe, a vida escolherá por você. Liberdade é ter o poder de escolher, lembra?

PROPÓSITO

Espiritualidade está diretamente relacionada ao propósito, essa palavrinha que tem recebido tanta atenção nos últimos tempos. A questão

ESPIRITUALIDADE

é que saber exatamente para o que você foi chamada não é assim tão fácil. Veja, até cinco anos atrás eu não tinha um propósito.

Eu acredito que o nosso propósito é cumprir nossas missões. Uma criança tem uma missão diferente de um adulto. Uma mãe, diferente de uma avó. Nos ciclos das nossas vidas nós cumprimos diferentes missões que caminham para nosso propósito. É como se o propósito fosse o objetivo final, mas temos de cumprir várias metas para chegar lá.

E o que a espiritualidade tem a ver com isso? Se você não tem uma vida espiritual desenvolvida, se questiona muito pouco de onde veio e para onde vai, essas missões, essas metas, não são o alvo da sua vida. Quem não tem a espiritualidade desenvolvida tem o senso de direção muitíssimo prejudicado.

Para que você entenda os ciclos da sua vida e cumpra suas missões em busca do seu propósito, é importante entender sobre convergência, ou seja, aquilo que converge, que está alinhado. No conhecimento oriental é chamado de *Ikigai*, mas poderíamos também chamar de propósito. Para encontrar seu propósito, você deve se questionar:

- **O que eu amo fazer?**
- **O que eu faço muito bem?**
- **Como posso ganhar (muito) dinheiro?**
- **Como posso ajudar as pessoas, resolver problemas e transformar o mundo?**

Ou seja, paixão, dom, retorno financeiro e transformação social.

Você pode estar se perguntando por que coloquei o advérbio de intensidade – muito – na frente de dinheiro. Porque acredito que o dinheiro é um grande potencializador de crescimento da sua missão. Já falamos que riqueza gera riqueza, que se você ajuda poucas pessoas, ganha pouco, e que se resolve muitos problemas, ganha muito.

Você precisa de dinheiro para escalar e, se está fazendo algo de excelência, que resolve problemas da humanidade, é muito bom que cresça muito; por isso, o que você faz precisa ser sustentável e ter alta lucratividade. Se seu negócio é bom, por que não crescer? O problema jamais estará no dinheiro, não tenha medo de ser rica, milionária. Pense o contrário, que você precisa do dinheiro para crescer e, crescendo, poderá empregar mais pessoas, resolver mais problemas, expandir mais sua mensagem etc.

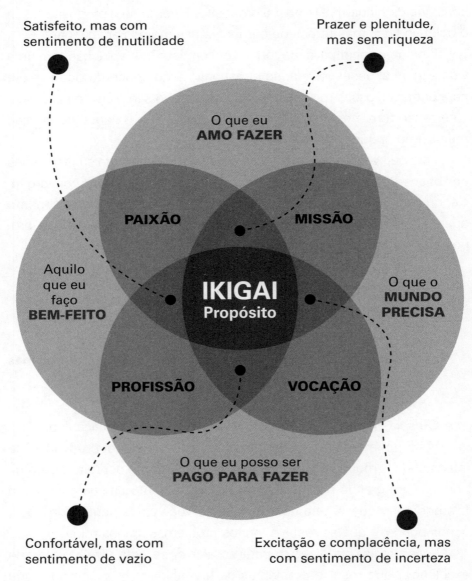

ESPIRITUALIDADE

SE VOCÊ NÃO ESCOLHE, A VIDA ESCOLHERÁ POR VOCÊ.

Você deve ter observado que, caso não combine os quatro conceitos, sempre "faltará" algo. Ou porque ganha dinheiro, mas não ama o que faz. Ou porque está na média, ou seja, não resolve tantos problemas e ajuda tantas pessoas. Ou porque nunca tinha reconhecido seus talentos. Ou porque não enxerga a transformação, a resolução de problemas, que seu talento traz para o mundo. Assim, estará exercendo apenas parte da sua convergência, explorando parte do seu potencial, vivendo parte do extraordinário. Para que isso não ocorra, proponho o exercício a seguir:

EXERCÍCIO:

Desenhe os quatro círculos com uma intersecção no centro;

- **Escreva no primeiro o que você ama fazer;**
- **No segundo, em que você é excelente e diferenciada;**
- **No terceiro, formas de ganhar dinheiro com isso;**
- **No quarto, a transformação que essa atividade traz para a sociedade.**

Refletir sobre isso ajudará você a encontrar seu propósito de vida, a motivação para levantar todos os dias você, independentemente das adversidades, dificuldades ou impossibilidades. Lembre-se: você é o que pensa que é. Então, pense grande!

169

CAPÍTULO **NOVE**

I FELICI

DADE

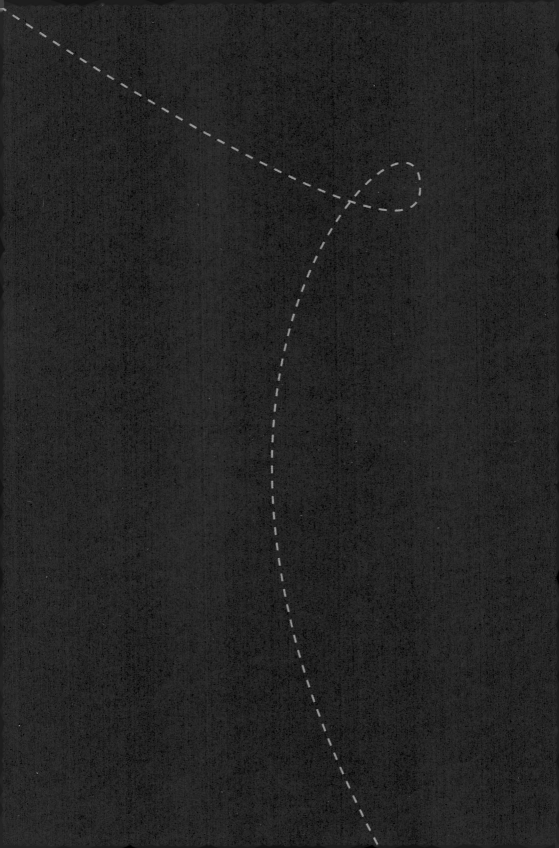

O que é ser feliz? Já vimos que algumas pessoas associam felicidade ao TER – ter bens, saúde, amigos, tempo. Alguns dizem que a felicidade é momentânea, que só existe como contraponto da existência daquilo que não nos deixa felizes, como a carência ou o abandono. Defendem que, caso a felicidade fosse algo natural e contínuo, não a perceberíamos. Será? Será mesmo que não podemos ser felizes continuamente? Afinal, a escuridão é a ausência de luz, e não o contrário. Então, o que é preciso ter para ser feliz todos os dias?

Hoje se diz que o bem mais precioso é o tempo. Contudo, veja bem, se você pudesse vender um ano da sua vida em troca de um último abraço em um ente querido que já se foi, você venderia? Sim! Por quê? Porque a vida é mais importante do que o tempo, e nós só queremos tempo para viver a vida.

Reflita sobre os dois casos a seguir:

1. **Você está pendurada em uma corda com outra pessoa e uma das duas vai cair, porque a corda não suporta as duas.** Você faz o possível para se segurar e arrumar uma forma de não cair? Lógico! Por quê? Porque você quer sua vida!

2. **Você está pendurada em uma corda com outra pessoa e essa pessoa é seu filho.** Um de vocês vai cair, porque a corda não suporta duas pessoas. Você tem a chance de se segurar na corda até o fim correndo o risco de a corda arrebentar e derrubar os dois. Você o faz? Não! Por quê? Porque o amor que sente pelo seu filho é maior.

Então, o amor precede a vida e a vida precede o tempo.

Com a felicidade é a mesma coisa: ela não é definida por quem você é, pelas coisas que você faz e muito menos pelas coisas que você tem. A felicidade é um estado de espírito, ela precede riqueza, beleza e até saúde.

Para você entender melhor, vou apresentar a história do australiano Nicholas James Vujicic, que nasceu sem as pernas e os braços devido à síndrome Tetra-amelia, e viveu uma vida de dificuldades e privações.

E hoje, aos 38 anos, é casado, pai de quatro filhos, um grande palestrante motivacional e diretor de uma grande empresa.

Por ter nascido sem braços e pernas, Nick sentia uma dor da alma, via-se como uma pessoa altamente indefesa e frágil. Essa era a autoimagem que criou para si e manteve-se com ela até o dia em que descobriu seu propósito e fez dele sua missão de vida – enxergando-se muito mais forte do que jamais ousaria imaginar. Seu propósito trouxe uma chama que o motiva dia após dia, levando-o a construir uma nova autoimagem, a não se vitimizar e "vencer na vida". Tornou-se brilhante! Mas como?

Entenda de uma vez por todas: as coisas não acontecem com você, elas acontecem para você. Existem pessoas no leito de hospital, em uma UTI, e são felizes. E existem pessoas saudáveis, mergulhadas em profunda tristeza e solidão. Existem pessoas com todo tipo de riqueza e bens materiais e tristes, amargas. E existem pessoas em situação financeira difícil e felizes. Existem pessoas com uma família linda e que reclamam o tempo inteiro. E existem órfãos e inférteis que são felizes. O que será que difere essas pessoas? Contemplar o que têm e não o que não têm. Serem gratas pelas oportunidades e não ingratas pelos problemas.

Estudos científicos[17] comprovam que existem alguns hábitos que nos ajudam a desenvolver a felicidade. Apresento-lhe alguns deles aqui, outros mais ao final do capítulo:

POTE OU DIÁRIO DA GRATIDÃO

Anote pelo menos três coisas positivas do seu dia a dia e agradeça-as. Isso cria o hábito de procurar coisas boas na sua vida. Caso use o pote, você pode abri-lo mensalmente e reler os papeizinhos depositados, caso use um diário, pode lê-lo semanalmente. Faça esse exercício preferencialmente antes de dormir, pois sua mente processa melhor os últimos acontecimentos do dia.

---

17 BRODWIN, E.; ORWIG, J.; SPECTOR, D. 25 habits that psychologists have linked with happiness. **Insider**, 27 dez. 2016. Disponível em: https://www.businessinsider.com/simple-ways-to-improve-mood-according-to-psychologists. Acesso em: 21 out. 2021.

Isso é importante porque a nossa mente lembra-se quatro vezes mais de eventos difíceis e negativos com o intuito de nos proteger e nos afastar deles e, com isso, os positivos, que também são diários na nossa vida, passam despercebidos e nos tornamos pessoas amargas e reclamonas.

PRÁTICA DE EXERCÍCIOS FÍSICOS

A rotina de exercícios físicos, sobretudo os aeróbicos, aumenta a liberação de serotonina, dopamina e adrenalina – os hormônios que falamos no capítulo sobre a saúde, lembra? Além de diminuir o estresse, contribuem para uma sensação de prazer e relaxamento. Estudos[18] indicam que a prática de exercícios físicos diminui as chances de AVC em 50% e as chances de infarto em 40%, além de proporcionar aumento da longevidade.

AUTOIMERSÃO

Práticas de atividade de cunho introspectivo, como meditação, hipnose ou oração proporcionam a liberação de beta endorfina, eficaz contra o cortisol, o hormônio responsável pelo estresse, e trazem benefícios físicos e mentais.

A TEORIA DA FELICIDADE

A felicidade é tão desejada quanto o elixir da juventude, e esse desejo fez o homem estudá-la a fundo. Desses estudos, surgiu a ciência da felicidade, a psicologia positiva. Um dos seus fundadores, o psicólogo americano Martin Seligman, defende que existe um modelo capaz de

---

18 CLÍNICA DE CARDIOLOGIA E REABILITAÇÃO. **Sedentarismo é inimigo da saúde do coração**, 19 nov. 202. Disponível em: https://ccr.med.br/sedentarismo-inimigo-saude-coracao/. Acesso em: 21 out. 2021.

gerar satisfação e plenitude, o Modelo PERMA, que explica a Teoria da Felicidade e baseia-se em cinco elementos centrais.

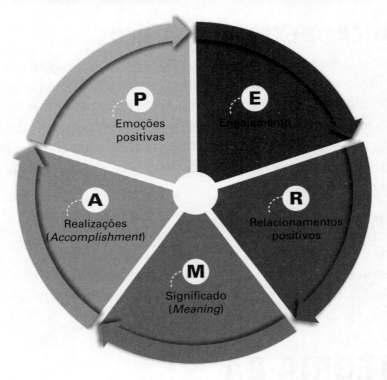

P – EMOÇÕES POSITIVAS

Emoções positivas nos ajudam a construir um arcabouço de pensamentos e ações que nos auxiliam a reagir e responder às diversas situações do cotidiano. Também contribuem para construir resiliência em momentos adversos, contagiam o ambiente. Empresas nas quais os colaboradores se sentem bem tem mais resultados – é o clima organizacional positivo.

Muito se fala em bem-estar; contudo, para atingi-lo, precisamos cultivar emoções positivas em nossas vidas, trazer à nossa mente sentimentos bons de maneira intencional, como alegria, gratidão, satisfação, inspiração, prazer, esperança e tudo aquilo que aumente nosso ânimo.

E – ENGAJAMENTO

O engajamento tem três motores: energia, dedicação e interação. O psicólogo croata Mihaly Csikszentmihalyi, outro precursor da Psicologia Positiva, chama esse engajamento de estado de *flow*, ou de atenção focada. É aquele estado alcançado quando você está fazendo algo e nem percebe o tempo passar, o que acontece somente se você estiver envolvida, e só nos envolvemos com o que nos dá alegria e prazer.

O contrário também é verdadeiro. Quando você não se engaja com o que está fazendo, acha entediante e fica contando os minutos para acabar. Como quem fica esperando acabar o expediente, ou chegar a sexta-feira, porque não aguenta mais o trabalho.

Você é assim? Se hoje você conta os minutos do seu trabalho, repense seu propósito. Atuar na sua convergência a ajudará a se engajar, trabalhar com corpo, alma e mente em favor do que deseja conquistar.

R – RELACIONAMENTOS POSITIVOS

Já falamos muito até aqui sobre a influência das pessoas a sua volta na sua vida, então isso não é mais novidade para você. A psicologia positiva confirma o que a Gestalt e a psicologia comportamental já falavam há bastante tempo: como seres grupais que somos, pertencer a um grupo e estar em constante avanço e evolução traz curiosidade e impulso – sentimentos muito ligados à motivação e felicidade. Além disso, contribui muito para o engajamento. Ou seja, dos cinco fatores que compõem a Teoria da Felicidade, dois estão ligados diretamente a *networking*.

M – PROPÓSITO (*MEANING*)

O propósito, como vimos, é o seu "porquê", seus objetivos e desejo de brilhar, o oxigênio que mantém a chama acesa, o que alimenta nossa alma, o combustível para acordar todos os dias com desejo de realizar. Já vi um índice relevante, em torno de 63%, entre performance e significado, que dizia que as pessoas que mais performam em suas profissões são as que encontram um significado no que fazem.

Não se trata de qualidade, função ou tipo de trabalho, todo produto ou serviço surge para resolver um problema, por isso, o propósito pode ser encontrado em qualquer trabalho. Imagine o mundo sem roupas, sem um serviço de desentupimento de fossas, sem construção civil? Idealizamos profissões nobres e lindas, como médico, professor ou policial, mas elas não suprem nem 5% da necessidade mundial. Não é sobre fazer o que ama, é sobre amar o que faz.

A – REALIZAÇÕES (*ACCOMPLISHMENT*)

Todos nós temos algo a contribuir e a ensinar. Quando você realiza seus sonhos, outras pessoas se inspiram em você. A realização ou conquista é acompanhada de um sentimento bom de capacidade, de vitória, de êxito, que ensejará mais autoconfiança e produzirá ainda mais resultados. Quando digo que é possível reprogramar as crenças através das realizações, acredite!

LIDAR COM O FRACASSO

Enquanto seres humanos, absolutamente todos nós somos passíveis a erros, mas devemos tomar cuidado com a autocobrança para ser a mulher perfeita, a esposa perfeita, a mãe perfeita, a profissional perfeita. Defendo com unhas e dentes que o perfeccionismo moderado é algo bom: você deve buscar a excelência em tudo o que faz, mas, de maneira excessiva, é muito perigoso, tanto para você quanto para os outros.

Falhas e fracassos são nossos professores. Acredite, você é melhor por causa das suas pequenas derrotas. Só é possível crescer e acessar o futuro ao resolver os problemas do passado e do presente. Os problemas não têm a finalidade de fazê-la fracassar, mas de ensiná-la a ganhar. Se sua angústia a enfraquece, sua força é pequena. Se, na fraqueza, você recorrer aos recursos espirituais, irá se aperfeiçoar e crescer. O aprendizado de uma situação a capacitará a administrar questões de maior complexidade. Isso é o que nos faz evoluir.

NÃO É SOBRE FAZER O QUE AMA, É SOBRE

amar o que faz.

A derrota é frustrante, e a frustração pode nos paralisar ou nos mobilizar. Mas você não precisa aprender exclusivamente com as suas derrotas, pode aprender com experiências de outras pessoas que já passaram por isso, alcançaram o sucesso e podem ajudá-la a não cometer as mesmas falhas – esse é o papel de um mentor.

RITUAIS DE SUPERAÇÃO

Quando você estava aprendendo a ler, cada sílaba que aprendia era uma grande conquista. Quando aprendeu a andar, a próxima grande conquista seria correr, certo? Para um maratonista, certamente correr não é uma conquista, é um obstáculo que já superou, que já aprendeu. Para um poeta, saber ler e escrever também não é mais uma conquista. Então, o que define as nossas conquistas senão o nível em que estamos agora? Talvez hoje seja uma conquista imensa faturar 20 mil reais em um mês, enquanto para outras pode ser uma péssima métrica. Como você acha que o Mark Zuckerberg se sentiria se o Facebook faturasse 20 mil dólares este mês? E mais: o fato de que para ele 20 mil não representa uma conquista diminui a sua vitória? Não!

O hábito de celebrar cada pequena conquista é o que leva ao progresso – independentemente do tamanho. Celebrar uma vitória é dar permissão para que ela aconteça de novo. Da mesma forma, celebrar as vitórias dos outros é sinal de que você está preparada para desfrutar das mesmas bênçãos. Inveja é um grande fator do fracasso. A vitória do outro quase nunca significa a sua derrota.

Se hoje você não consegue correr uma maratona, caminhe dez minutos. Amanhã, caminhe quinze. Em uma semana, trinta. Depois, corra por cinco minutos. Depois, dez. Evolua, uma vitória por vez, e, antes que perceba, estará correndo quilômetros e verá que, o que antes parecia impossível, hoje é a sua realidade.

GENEROSIDADE

O princípio da generosidade é muito mais abrangente do que a grande maioria das pessoas acredita, é precedente de extrema abundância e prosperidade. Quando pensamos em generosidade, é comum pensarmos no âmbito financeiro de filantropia, ajuda aos pobres e necessitados e outros conceitos que sigam essa linha. Desse modo, você acredita que uma pessoa com pensamento de escassez é capaz de ser generosa? Se ela sente que algo faltará a ela, será capaz de dar isso ao outro? Perceba que não estou falando de escassez, mas de pensamento de escassez.

Acredite: a longo prazo, você será como se vê. Você pode ter todo o dinheiro do mundo, mas se ele não servir a um propósito, se ele não a permitir ajudar pessoas e deixar um legado, ele é só peso. Existem tantas pessoas ricas vivendo vidas miseráveis, escravas da própria fortuna, que, em seu medo de perder ou de faltar, deixam todo o dinheiro após sua morte, sem nunca o ter usado bem em vida.

Por isso, generosidade é sintoma de um coração grato e feliz. É sintoma de uma mentalidade de abundância. E uma mentalidade de abundância atrai uma vida de abundância. Uma pessoa generosa sempre será mais feliz do que uma pessoa mesquinha.

EXPECTATIVA × FRUSTRAÇÃO

Que triste seria viver uma vida inteira com o pensamento de *melhor não criar expectativas, para não se frustrar*. Você já ouviu alguém dizendo ou disse algo assim? Expectativas e perspectivas são o que move as pessoas: acreditar que algo será incrível e lutar para que seja; esperar fazer um trabalho de excelência, ter um relacionamento intenso e saudável, ser realizada com todos os seus papéis. Acreditar na perspectiva de que, independentemente de quão alto você chegue, sempre poderá escalar mais.

DESPERTE A MULHER BRILHANTE QUE EXISTE EM VOCÊ

Falta de expectativa é um sinal de doença. Pessoas mental e emocionalmente feridas, em uma tentativa infantil de fugir da dor, tiram de si mesmas qualquer possibilidade de uma vida extraordinária. E pessoas saudáveis sonham.

Como tudo na vida, com as expectativas também existe um certo e um errado: podemos gerar expectativas saudáveis e expectativas tolas. Uma expectativa tola, por exemplo, é uma pessoa completamente sedentária, sem hábitos de boa alimentação e exercícios físicos, inscrever-se no IRONMAN, a maior prova de triatlo da América, ou mesmo em uma maratona de 10 quilômetros, para a qual obviamente não está preparada e tem alta chance de se frustrar. Porém, se essa mesma pessoa definir o objetivo de caminhar trinta minutos por dia, depois correr cinco minutos, dez, e assim sucessivamente, a chance de perceber seu progresso e se manter motivada aumenta. A frustração é um sentimento de atraso – faz com que fuja daquilo que a frustrou. Por isso, seja sábia e crie expectativas saudáveis.

Conhecer um bom homem, por quem você se interessa e que se interessa por você, mas pensar "não vou criar expectativas, porque os homens são todos iguais"; ou começar um projeto com a mesma mentalidade: "nem vou criar expectativa, porque pode não dar certo" é tolice. Em tudo que fizer, mentalize o que deseja alcançar. Se você não acredita que pode ter o melhor, não coloca energia para que alcance o melhor e, portanto, não o alcançará. Lembre-se de que você está sempre certa, e isso nem sempre é bom: quando você pensa que não pode, está certa também, faz dessa a sua realidade simplesmente por acreditar. Já ouviu aquele papinho "é bom demais para ser verdade"? O mundo é bom demais, a vida é boa demais, viver é bom demais, esse livro é bom demais – e ele é de verdade.

Até ao sair para o shopping para comprar um sapato novo, tenha em mente que encontrará um modelo maravilhoso pelo qual vai ficar apaixonada. Se decidir se casar, tenha a certeza de que tomou uma boa decisão e que fará o possível e impossível, junto ao seu parceiro, para construir uma vida extraordinária. Se estiver em um campeonato, tenha a convicção de que dará o seu melhor para alcançar a vitória. Seja

FELICIDADE

intensa e positiva com tudo aquilo que merece a sua intensidade, pois tudo o que é morno é deixado de lado. Pessoas felizes são positivas, sempre enxergam o lado bom e conseguem ir além.

Quando eu estava nos meus piores dias, só enxergava caos. Veja bem, eu o enxergava ali; não significa que era mesmo de verdade, e esse caos trouxe angústia e tristeza. As coisas do lado de fora não mudaram, mas eu passei a enxergar esperança. A felicidade associa-se ao que está dentro, por isso, sua autoimagem (identidade) é tão importante: se os teus olhos forem bons, tudo ficará bem.

Passamos a vida inteira esperando evoluir, como se aquilo que somos agora não é tão bom quanto o que ainda está por vir. Estudamos doze anos para ir para a faculdade, para conseguir um emprego, para sair da casa dos pais. Passamos entre vinte e trinta anos da vida lutando por isso. Quando conseguimos, percebemos que não era isso tudo e nos frustramos. Para algumas pessoas, essa busca por evolução nunca chega e é motivo de reclamação, raiva, estresse. Até para morrer, imaginamos que o que está no além é melhor do que o que está aqui – e pode até ser que seja mesmo, mas Jesus nos ensinou a viver aqui na Terra, assim como nos Céus. Devemos viver aqui alegremente, intensamente, desejando o melhor no presente, sem viver exclusivamente pelo futuro, por isso precisamos encontrar esse equilíbrio entre expectativas saudáveis e tolas, para que possamos nos satisfazer com a vida.

Há um estudo[19] que mostra que a satisfação geral com a vida é uma curva em U. Quando temos 18 anos, ela está no alto, depois, cai drasticamente entre os 40 e 50 anos, o momento mais crítico, a "curva de probabilidade de depressão", e volta a subir após os 60, quando as pessoas costumam ser mais felizes. Por que essa curva é um "U"? Basicamente porque existem dois "EUs":

---

19 BLANCHFLOWER, D. G.; OSWALD, A. Do Humans Suffer a Psychological Low in Midlife? Two Approaches (With and Without Controls) in Seven Data Sets. **National Bureau of Economic Research**, 17 ago. 2017. Disponível em: https://www.nber.org/papers/w23724. Acesso em: 21 out. 2021.

DESPERTE A MULHER BRILHANTE QUE EXISTE EM VOCÊ

- **"Eu" projetivo:** que olha para fora do agora, conta histórias do passado ou do futuro. Olhar para o passado e encontrar uma história de valor faz o "Eu projetivo" feliz, assim como imaginar o futuro e encontrar metas e objetivos de valor;
- **"Eu" experiencial:** que vive o agora, experiências presenciais que duram em média entre 3 e 5 segundos.

O grande problema está em colocar todas as energias no "Eu projetivo". Um estudo[20] de Harvard de 2010 afirma que, se uma pessoa está em um lugar, mas sua mente está vagando para fora daquele contexto, é sinal de que está infeliz.

Mas a sociedade é *expert* em alimentar o "Eu projetivo". Passamos o tempo todo sonhando com o que passou ou ainda está por vir e quando despertamos no agora, a realidade é diferente. Não somos ensinados a aproveitar o "Eu experimental, o agora. Os maiores inimigos da sua felicidade são o ontem e o amanhã. Viver no amanhã é ansiedade, viver no ontem é depressão. Seu futuro só existe se você o construir hoje. Desejar o melhor é característica de quem busca a abundância, mas reconhecer e ser grata é o que a qualifica para isso. O que você tem hoje é o melhor, desfrute! O que você terá amanhã será ainda melhor, desfrute quando conquistar.

Pessoas que cultivam sonhos, expectativas e, ao mesmo tempo, vivem suas vidas intensamente no presente são mais felizes. No fim das contas, isso nada mais é do que a fé. Viver o hoje com a certeza de que o amanhã será provido, será melhor, será bom.

---

20 G1. **Mentes divagantes tornam pessoas infelizes, conclui pesquisa**, 11 nov. 2020. Disponível em: http://g1.globo.com/ciencia-e-saude/noticia/2010/11/mentes-divagantes-tornam-pessoas-infelizes-conclui-pesquisa.html. Acesso em: 21 out. 2021.

FÉ

A fé não está necessariamente relacionada à religião. Fé significa acreditar de maneira incondicional – porque se você precisa de provas, deixa de ser fé. Trata-se de confiança, um sentimento pleno e completo de crença em algo ou alguém, inclusive em si mesma.

Eu, particularmente, não acredito no conceito de que somos nossos próprios deuses, senhores do nosso universo. Acredito que nós, com nossas escolhas, construímos o nosso futuro. Acredito que temos importância, individualmente e no mundo, e que temos o poder de fazer a diferença na história, deixando um legado e tornando o mundo um lugar melhor. Por que estou falando isso? Porque, para alcançarmos coisas grandes, precisamos desfocar do nosso umbigo. É muito importante olharmos para dentro de nós, mas tão importante quanto é olharmos para fora, para os outros, para os acontecimentos, entender as regras do jogo em vez de se autodenominar o vencedor só porque é o dono da bola.

Vão existir situações – muitas – em que você sentirá que só com a força dos seus braços é impossível conquistar o objetivo. Talvez hoje essa situação seja a estabilidade financeira, sair das dívidas, restaurar seu casamento, sair da zona de conforto. Talvez você tenha se imaginado grande, imaginado sua melhor versão em exercícios que fizemos, e tenha gostado do que viu, mas no fundo sente que é impossível chegar lá.

Eu não disse que seria fácil! É difícil acreditar em algo que ainda está muito longe de ser alcançado. É mais fácil desejar 1 bilhão de reais quando você já conquistou pelo menos 1 milhão. Antes disso, talvez pareça longe demais, impalpável demais. Mas reflita: você tem hoje algo que já desejou muito no passado? Tem facilidade em algo que já achou difícil? Já conquistou algo que achava impossível? Já surpreendeu a si mesma alguma vez na vida?

Agora você já sabe: tudo o que já fez, tem a capacidade de fazer novamente! É essa fé e positividade que quero que tenha. Se tudo foi bem até agora, continuará sendo. Se foi difícil e foi superado, pode ser superado novamente. Positividade e felicidade andam juntas.

OS MOMENTOS DE JÚBILO

Pense nos últimos dez anos da sua vida. Quais foram os momentos em que você se sentiu verdadeiramente feliz? E como definiria essa sensação? Vibrante? Eufórica? Quem estava com você? O que tinha acontecido?

Existem momentos, raros e preciosos, em que experimentamos sensações de júbilo, uma felicidade extrema e marcante, talvez o nascimento de um filho, o dia do seu casamento, o dia em que conquistou um objetivo ou o dia em que realizou um sonho. Esses momentos parecem até mais coloridos, não é? A memória é nítida e, só de lembrar, essa sensação é trazida de volta.

Cuidado para não confundir esses momentos com felicidade! A felicidade conquistamos diariamente, mesmo nos dias maus, porque felicidade não é o oposto de tristeza. Por isso, não acredito que seja um estado momentâneo de ausência de um sentimento ruim, como alguns filósofos consideram, mas um estado natural do ser humano, pois somos muito mais felizes do que tristes.

POSITIVIDADE E FELICIDADE ANDAM JUNTAS.

FELICIDADE

Felicidade está nas pequenas coisas, na nossa capacidade de olhar o mundo com bons olhos, de sermos gratos, de termos os pensamentos positivos, de termos plenitude em todos os pilares, de termos propósito. É o que faz a vida valer a pena. E se é possível ser feliz mesmo em um dia ruim, podemos concluir que felicidade é um estado – criado e fortalecido por diversos fatores.

Já dizia Carlos Drummond de Andrade: "Ser feliz sem motivo é a mais autêntica forma de felicidade". Mesmo pessoas infelizes têm momentos de alegria. Estar feliz "sem motivo" é, na verdade, estar feliz por vários motivos, assim, se um deles faltar, os outros suprirão. Pode parecer controverso, mas esse é o real conceito de independência: múltipla dependência. Não quer ser dependente de nada? Seja dependente de várias coisas.

Como eu prometi, trago aqui mais alguns exercícios para cultivar a felicidade em si:

1. **Preste atenção em si mesma.** Está sempre estressada, estourada, chorando por pouco ou por nada, com dores de cabeça, insônia? Você conhece seus limites? Faça um acordo consigo mesma e não o ultrapasse. Lembre-se: acordos com você mesma são os mais importantes!

2. **Faça nutrição da mente, além da do corpo.** Deixe de se alimentar daquilo que gera tristeza, raiva, rancor. Grupos de WhatsApp? Televisão? Notícias? Consuma conteúdo informativo, e não apelativo.

3. **Faça uma checklist alcançável.** A satisfação da realização ao fim do dia é bem melhor do que uma lista imensa de tarefas não cumpridas. Comece pela tarefa mais difícil, aproveite o momento em que sua força de vontade está no nível máximo.

4. **Pratique a fórmula 70/20/10 o mais presencialmente possível.** Olhando no olho, estando presente e usando tempo de qualidade no seu networking e seus relacionamentos.

5. **Faça afirmações positivas ao acordar e ao se deitar.** Dê uma carga de positividade para o seu dia.

6. **Encontre cinco pontos positivos no que você faz.** Caso não encontre, faça uma lista livre do que gostaria de fazer e, dentre todas as possibilidades, escolha três. Leia, pratique e se desenvolva mais nessas áreas.

7. **Use a imaginação para resolver problemas.** Crie as imagens e as possibilidades, tenha uma postura poderosa (fisiologia) e sinta que você é capaz (amortização). Essa visualização se chama "ponte ao futuro" e a ajudará a lidar com conflitos e situações complexas.

8. **Revisite constantemente suas vitórias, seu pote da gratidão, seu caderno de conquistas, seu mural dos sonhos.** Cultive positividade.

PESSOAS FELIZES BRILHAM

Todos os animais morrerão em algum momento, porém a consciência da morte só é dada a nós humanos. A questão é: o que eu faço da minha vida enquanto minha morte não acontece para que essa vida não seja banal, fútil e pequena? Caso você morra hoje, qual falta fará à humanidade?

Ser importante para alguém é muito mais importante do que ser famoso. Se alguém é importante para mim, carrego nos meus sentimentos, existe um pedaço desse alguém em mim. Mas para ser importante para outra pessoa deve haver transbordo, não reter aquilo que sobra, para que aquilo possa ser alimento e semente para outros.

Não existe a possibilidade de ser feliz sozinha, pois é impossível ser sozinha desde a concepção até a morte. Se fossemos seres sós, nem mesmo a vida existiria, quem dirá um estado emocional ou espiritual – que necessita da existência daquele que criou. Por mais que se possa viver só, uma pessoa leva os genes, as lembranças, as saudades, ou qualquer outra relação com o outro. O brilho de uma estrela, não a favorece apenas. Uma constelação não se faz de uma única estrela.

VIVENDO COMO UMA MULHER BRILHANTE

ORA, ENTÃO É POSSÍVEL SER BRILHANTE? TER UM RELACIONA-mento incrível, uma saúde de ferro, uma mente blindada, amigos e *networking*, dinheiro no bolso, uma conexão maravilhosa com Deus, trabalhar com aquilo que se ama e ser completamente realizada e motivada, podendo afirmar que realmente é feliz? É lógico que sim! Só precisamos despertar e cultivar essa nossa essência.

Você se lembra de que eu prometi apresentar a história de duas mulheres, a Mulher Comum e a Mulher Brilhante, ao longo do livro? A Mulher Comum é a Kênia das histórias que contei do meu passado, e a Mulher Brilhante é a Kênia de hoje, após todo o aprendizado e transformações. A Mulher Comum é a minha aluna e mentorada, que chega aos treinamentos com todas as crenças limitantes a colocando para baixo, com o ambiente ofuscando seu brilho, sem abundância em todas as áreas da sua vida. A Mulher Brilhante é essa mesma aluna, que meses depois transforma sua vida.

A Mulher Comum era você ao começar a ler esse livro, a Mulher Brilhante é você que chegou até aqui, fez todos os exercícios e vai, de fato, colocar os ensinamentos desse livro em prática a partir de agora. Você é uma vitoriosa! Infelizmente, muitas mulheres não cumpriram com o seu compromisso de chegar ao final, de não desistir da jornada.

DESPERTE A MULHER BRILHANTE QUE EXISTE EM VOCÊ

Algumas tentarão ler novamente depois. Parabéns por ter chegado até aqui. Esse simples gesto é um exemplo para o que você se propuser a fazer a seguir.

Tenho certeza de que você descobriu o maior de todos os tesouros: seu brilho só depende de você e todas as coisas cooperam para quem você é, para que seja uma Mulher Brilhante!

Existem vários outros passos e conteúdos que compartilho gratuitamente nas minhas redes sociais @keniagamaoficial e @brilhantemulher. Gostaria de ver você lá comigo. Há muito conteúdo técnico sobre vendas, liderança, engajamento, mentalidade, mas, como falei, aqui eu quis começar pela base.

Conforme combinamos, se esse livro fez sentido para você, me manda uma mensagem, pode ser pelo Instagram, pelo e-mail, ou pelo caminho que achar mais fácil. Conte o que você achou. Espalhe a transformação para suas amigas.

Um beijão e até a próxima!

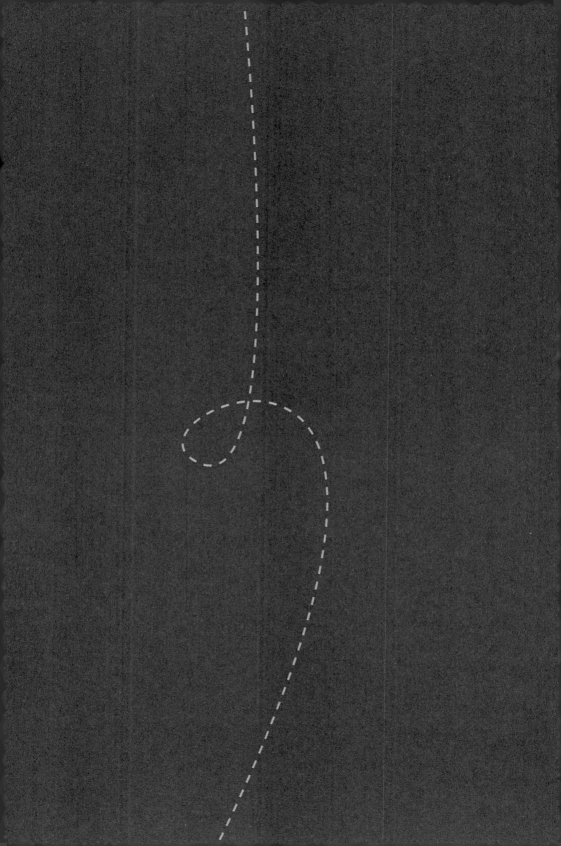

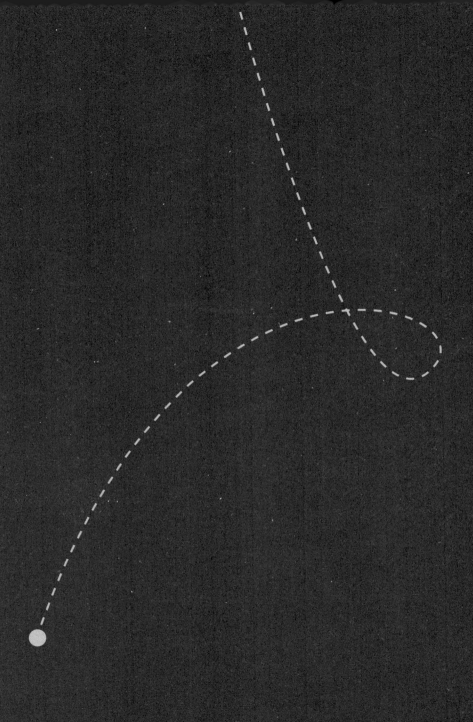

Este livro foi impresso pela Rettec
em papel pólen bold 70 g/m² em julho de 2022.